现代牙周病学
规范诊疗手册

注 意

　　口腔医学领域的理论知识和临床实践日新月异，因此，口腔疾病的临床诊断、操作技术和用药等方面均不断改进。建议读者核实与口腔疾病诊疗相关的最新指南和相关信息，或者查阅每种医疗器械或药物生产厂家所提供的最新产品信息，以确定使用方法以及相关的适应证和禁忌证。口腔医师应根据对患者的了解和相关经验确立诊断，以此确认对每一位患者的最佳治疗方法，并采取适当的安全预防措施。不论是出版商还是著作者，对于在本出版物使用过程中引起的或与本出版物相关的所有个人损伤和（或）财产损失均不承担任何责任。

出版者

"十三五"国家重点出版物出版规划项目
北大医学口腔临床规范诊疗丛书

现代牙周病学规范诊疗手册

主　审　沙月琴

主　编　栾庆先

副主编　欧阳翔英

编　委　（按姓名汉语拼音排序）

　　　　安悦邦　韩　劼　和　璐　侯建霞

　　　　胡文杰　康　军　栾庆先　欧阳翔英

　　　　沙月琴　释　栋　徐　莉　于晓潜

　　　　张　立　周爽英　朱卫东

秘　书　路瑞芳

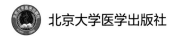

北京大学医学出版社

XIANDAI YAZHOUBINGXUE GUIFAN ZHENLIAO
SHOUCE

图书在版编目（CIP）数据

现代牙周病学规范诊疗手册/栾庆先主编. —北京：
北京大学医学出版社，2022.10
ISBN 978-7-5659-2572-6

Ⅰ.①现… Ⅱ.①栾… Ⅲ.①牙周病—诊疗—手册
Ⅳ.①R781.4-62

中国版本图书馆CIP数据核字（2021）第273122号

现代牙周病学规范诊疗手册

主　　编：栾庆先
出版发行：北京大学医学出版社
地　　址：（100191）北京市海淀区学院路38号　北京大学医学部院内
电　　话：发行部 010-82802230；图书邮购 010-82802495
网　　址：http://www.pumpress.com.cn
E-mail：booksale@bjmu.edu.cn
印　　刷：北京信彩瑞禾印刷厂
经　　销：新华书店
策划编辑：董采萱
责任编辑：靳　奕　**责任校对**：靳新强　**责任印制**：李　啸
开　　本：889 mm×1194 mm　1/32　**印张**：8.75　**字数**：252千字
版　　次：2022年10月第1版　2022年10月第1次印刷
书　　号：ISBN 978-7-5659-2572-6
定　　价：75.00元

"北大医学口腔临床规范诊疗丛书"编委会

丛书序言

　　20 年前，北京医科大学口腔医学院（现北京大学口腔医学院）先后编写出版了《现代口腔科诊疗手册》和"口腔临床医师丛书"。这两套书籍因其便于携带、易于查阅、实用性强的手册形式，言简意赅、富有科学性和指导性的编写风格，受到了广大读者的欢迎和喜爱。其间，我收到了很多读者和一些作者的反馈，北京大学医学出版社的领导也多次向我提出，希望北京大学口腔医学院再次启动丛书的修订再版。

　　时隔 20 年，口腔医学发生了翻天覆地的变化，新理论、新知识、新技术、新材料不断涌现。随着显微根管治疗和现代口腔种植技术的广泛应用，现代牙体牙髓治疗和口腔修复与传统的"补牙"和"镶牙"已经不是一个概念；部分以手工操作为主的技工室已经被全自动化的无人车间所替代。数字化技术的广泛应用显著提高了口腔疾病诊疗的质量和效率。口腔医生需要及时更新自己的知识，不断"充电"，才能跟上口腔医学知识和技术的快速发展，才能满足口腔疾病诊治的需要。我们编写出版的诊疗手册也理所当然地要反映出这些年口腔医学领域的新进展。

　　基于此，北京大学口腔医学院组织专家修订了丛书，更名为"北大医学口腔临床规范诊疗丛书"，内容扩展为 10 个分册，涵盖口腔临床医学的各个专科，使其更为系统和完整。本着规范与创新相结合的原则，这套丛书既重点叙述经典的诊疗规范，也适当介绍前沿新概念、新知识和新技术的临床应用。在保持简便实用的手册风格的基础上，采用现代图书出版的数字化技术，大大增强了丛书的可读性。通过这一系列的更新和改进，新手册将以崭新的面貌呈现在广大读者面前，也将再次得到大家的欢迎和喜爱。可喜的是，这套丛书还顺利入选

"十三五"国家重点出版物出版规划项目，并得到了国家出版基金的资助。

北京大学口腔医学院（北京大学口腔医院）是国际上规模最大的口腔专科医院，是国家口腔医学中心，也是我国建院历史悠久、综合实力一流的口腔医学院校，长期以来发挥着口腔医学界领头羊的作用。参加本套丛书编写的作者都是活跃在临床一线的口腔医学专家，具有丰富的临床和教学经验。由他们编写而成的诊疗手册具有很强的权威性、指导性和实用性。

衷心祝贺"北大医学口腔临床规范诊疗丛书"出版面世，祝贺北京大学口腔医学院在打造口腔医学诊疗手册传世精品的道路上迈出了雄健的步伐！也诚挚地把这套手册推荐给我们的口腔医学同道。

俞光岩

　　北京大学口腔医学院编写的《现代口腔科诊疗手册》和"口腔临床医师丛书"小巧实用，便于随身携带查阅，出版以来，深受广大口腔医师欢迎，成为口腔医师的良师益友。为了适应口腔医学的不断发展，提升丛书质量，使丛书能够更好地服务于临床工作，满足不断增长的口腔医师临床工作的需求，我们对丛书进行了更新，并更名为"北大医学口腔临床规范诊疗丛书"。

　　"北大医学口腔临床规范诊疗丛书"共包含 10 个分册，即《现代口腔颌面外科学规范诊疗手册》《现代口腔修复学规范诊疗手册》《现代口腔正畸学规范诊疗手册》《现代牙体牙髓病学规范诊疗手册》《现代牙周病学规范诊疗手册》《现代儿童口腔医学规范诊疗手册》《现代口腔黏膜病学规范诊疗手册》《现代口腔全科医学规范诊疗手册》《现代口腔颌面医学影像学规范诊断手册》和《现代口腔颌面病理学规范诊断手册》。这套手册内容涵盖了口腔临床的各个专科，成为一套系统、完整的口腔医学诊疗手册。为适应住院医师规范化培训需求，此次修订增加了口腔颌面医学影像学、口腔颌面病理学和口腔全科医学方面内容的三个分册。

　　近年来，口腔临床医学得到了很大发展。数字化口腔医学技术在临床中普遍应用，口腔医学新知识、新技术和新疗法不断涌现并逐步成熟。这套手册在介绍经典诊疗规范的同时，注意适当介绍前沿新概念、新知识和新技术的临床应用，以保证整套手册内容的先进性。在编写方式上，本版手册尝试采用了现代图书出版的数字化技术，既丰富了内容，也使内容的呈现方式更加多元化，明显提高了本套丛书的可读性与临床实用性。这些新编写方式的采用既给编者们提供了更多展示手册内容的手段，也提出了新的挑战。感谢各位编委在繁忙的工作中适应新的要求，为这套手册的编写所付出的辛勤劳动和智慧。

这套手册是在北京大学口腔医学院前两套手册基础上的传承，感谢前辈们为这套手册的出版所做出的贡献。中华口腔医学会原会长俞光岩教授担任丛书顾问并作序，提出了宝贵的修改意见。这套手册的修订也得到了北京大学医学出版社的大力支持。在此，向所有为丛书编写出版做出努力和贡献的同仁致以崇高的敬意！

由于丛书编写涉及口腔各专科领域，各专科存在交叉重叠情况，编写人员专业特长不同，加之水平有限，书中难免存在不足之处，敬请广大读者给予批评指正！

郭传瑸

前　言

　　牙周病是口腔常见疾病，至今在我国的患病率仍居高不下。第四次全国口腔健康调查结果表明，在我国成年人群中牙周健康者不足一成，公众接受牙周治疗的意识还相当薄弱。这不但导致了大量牙齿的丧失，而且加重了控制全身疾病的负担，大大降低了公众的生活品质。

　　面对严峻的现实，如何提高牙周病的诊治水平，满足广大公众日益增长的需求是一个急待解决的问题。北京大学口腔医院牙周科作为全国一流的牙周科，常年开展牙周病的系统治疗和多学科治疗，保留了大量的天然牙，取得了满意的长期疗效，获得了患者的普遍认可。经过多年的摸索，我们形成了一套行之有效的诊疗流程和规范。我们有责任和义务向全国的口腔医师传播牙周病诊疗理念，分享临床经验。

　　《现代牙周病学规范诊疗手册》的出版为系统地介绍牙周病的诊治提供了空间。

　　我们组织北京大学口腔医院牙周科副高级及以上职称的医师编写了本书，内容包括牙周病的问诊、检查、诊断、鉴别诊断、治疗要点等。

　　本书的编写强调实用性、可操作性和系统性，力求简洁和便于查阅，同时介绍了新的治疗方法和手段，希望为口腔医师开展牙周病诊治提供触手可及的帮助。

　　尽管我们付出了努力，但本书可能仍会有不足之处，敬请广大读者指正。

栾庆先

目 录

第二篇 疾病篇

刮开封底二维码扫码激活后，再扫描下方二维码，使用本书的增值服务。

第一篇 | 临床检查篇

第一章

问诊和病史采集

第一节　主诉及常见症状

临床医师对就诊患者主要症状的询问十分重要，这是牙周病诊断和鉴别诊断的基础。因为牙周病的临床症状往往非常轻微，也许仅有不适感，易被患者忽略，所以在问诊时需要特别注意。对于一些不常见的症状也不要忽视和否定。

牙周病患者就诊时，自我描述的常见症状如下：

1. 刷牙或咬硬物时牙龈出血。
2. 牙龈红肿。
3. 牙齿变长，"牙缝"变大。
4. 牙齿遇冷热敏感。
5. 牙龈发痒。
6. 食物嵌塞。
7. 口腔异味。
8. 牙龈肿胀、溢脓。
9. 牙齿松动，咀嚼无力。
10. 牙齿移位。

第二节　病史采集要点

全面系统地收集患者症状和病程等信息，并结合认真的临床检查，是做出正确诊断及合理牙周治疗方案的基础和保障。病史采集应全面，要有全局观，临床医师既要关注牙周病，还要了解患者的全身状态。病史采集应贯穿在牙周病诊断和治疗的全过程，必要时应随时补充。

一、牙周病史

通过问诊，了解患者的主要症状，持续的时间，可能的诱因，既往牙周的治疗情况、治疗地点以及治疗的效果；患者日常的口腔卫生习惯，如刷牙的次数、时间、方法，以及牙齿邻面清洁的方法，如牙线、牙间隙刷等使用的情况，以便更有针对性地制定出适合患者本人的治疗措施，并指导采用更有效的菌斑控制方法。

（一）主诉

主要牙周症状及其发生和持续的时间及部位。牙周病患者主诉常有牙龈出血、牙龈肿痛、"牙缝"变大、牙齿松动、咀嚼无力、口臭等。

（二）现病史

是病史的主要部分，包括本次就诊时疾病的发生、发展及治疗经过。

1. 此次发病的情况　发病时间、发病缓急、发病的原因及诱因。

2. 此次发病症状的特点　应包括主要症状的部位、性质、程度、持续时间、诱因及缓解方法。例如对牙龈出血及疼痛的描述，应包含牙龈出血是自发还是刺激后出血；牙龈疼痛是自发疼痛，还是某种原因诱发后的疼痛。

3. 此次发病的伴随症状　不同牙周病可有相同或类似的主诉，需要临床医师仔细询问，并找出它们特有的临床症状，这对于疾病的鉴别诊断非常重要。如菌斑性龈炎与坏死性溃疡性龈炎的主诉都是牙龈出血，但菌斑性龈炎为刺激后出血，坏死性龈炎会有自发出血，还会伴有疼痛、口臭等。

4. 诊断及牙周治疗史　曾做过何种诊断及牙周治疗，效果如何等。

5. 其他　有无发热等全身不适的症状。

（三）口腔病史

口腔其他疾病的情况，尤其是有些疾病可同时发生在口腔黏膜及牙周组织，如口腔白斑病、扁平苔藓、天疱疮、类天疱疮等。牙齿龋坏未及时治疗，发展为慢性根尖周炎时，可出现窦道。一些颌面部肿瘤可造成牙齿的移位或松动等。注意询问正畸治疗史，不合理的正畸治疗与牙周病之间也有一定的关联性。总之，在询问牙周病史的同时，还应该询问有无口腔其他疾病。

（四）家族史

在询问牙周患者健康状况的同时，还应该询问患者直系亲属牙周健康的情况，并在病历中记载。如侵袭性牙周炎、牙龈纤维瘤病、唐氏综合征（Down综合征）等，往往都有家族遗传的倾向。

（五）个人史

询问患者的口腔卫生习惯、吸烟及饮酒嗜好、日常工作的紧张程度及作息情况。患者日常生活的习惯可能直接或间接地影响其牙周的健康状况。

二、系统病史

通过问诊，了解患者的全身健康情况，重点询问与牙周病有关的全身疾病的状况。与牙周病有关的系统性疾病，较常见的有急性和慢性血液病，如白血病、血小板减少性紫癜等；心血管疾病；糖尿病等。一些传染性疾病如肝炎、获得性免疫缺陷综合征（AIDS）等。同时还应该询问患者有无药物过敏史，服用的药物史，以及心脏是否安装过起搏器或支架等人工植入物的情况。总之，不能忽视对患者全身健康情况的了解，使治疗方案和过程更安全、有效。

第三节　病历书写规范

病历应该按照上述常规的病史采集的顺序书写，重点突出，牙周病临床的阳性体征要按顺序记录，并在此基础上做出相应的诊断及治疗计划。按照下述问诊的顺序问诊，并依次加以记录。

一、口腔卫生状况

主要检查患者菌斑、软垢、牙石的分布情况。分别用菌斑指数（plaque index，PLI）、软垢指数（debris index，DI）、牙石指数（calculus index，CI）来表示。

二、牙龈组织情况

检查并记录牙龈的色、形、质、牙龈附着情况，唇、颊系带附着的位置以及附着龈的宽度等。

1. 牙龈的颜色 正常牙龈呈淡粉红色。有炎症时颜色暗红，急性炎症时颜色鲜红；如果牙龈菲薄且有龈下牙石，牙龈的颜色有可能是变暗或紫红色；如果患者严重贫血，则其牙龈的颜色是发白或无血色。

2. 牙龈的形态 健康的牙龈组织边缘菲薄，紧密地附着在牙齿的颈部，龈乳头位于两个牙齿相邻的间隙处，如果牙龈有炎症则肿胀，边缘圆钝或者肥厚增生，并且加重菌斑的堆积；如果是牙龈退缩，则牙齿间隙变大，从而造成平日进食后的食物嵌塞。

3. 牙龈的质地 健康的牙龈质地坚韧富有弹性。一旦牙龈出现炎症，则会因为牙龈组织的充血水肿而变得松软。

4. 牙龈的出血 健康的牙龈不会出血，用牙周探针探查牙龈沟也不会出血。如果牙龈发炎，牙龈袋内壁或龈沟内壁出现溃疡，则探诊检查时牙龈会出血。牙龈探诊后出血可以作为牙周炎症活跃性的标志之一，常用出血指数（bleeding index，BI）、探诊后出血（bleeding on probing，BOP）表示。

5. 牙龈的溢脓情况 用镊子夹住一棉球或用一支棉签挤压牙龈，或有时用牙周探针探查牙周袋深度，可以检查出牙龈是否溢脓。

6. 附着龈的宽度 正常人附着牙龈的宽度差异较大，不同牙位也不同，可为 1~9 mm 不等，上颌前牙唇侧最宽，第一双尖牙最窄。

三、牙周袋检查

牙周袋需要探查的主要内容如下：

1. 牙周袋的情况　包括牙周袋的探诊深度（probing depth，PD）、分布、位置、范围等。

探诊深度（PD）指龈缘到牙周探针尖端的距离。每个牙一般记录 6 个位点（即唇、颊侧的近中、中央、远中，舌、腭侧的近中、中央、远中）。

2. 附着丧失（attachment loss，AL）　指袋（沟）底至釉牙骨质界的距离。

3. 出血指数（bleeding index，BI）　此指数是由 Mazza 等（1981）提出，用钝头牙周探针轻探入龈沟或袋底内，取出探针 30 秒后，观察有无出血及出血程度。以 0—5 级记分。这种分级更加精细和客观，适用于牙周病患病较重的人群，观察治疗前后的效果。临床常用。

4. 龈沟探诊出血，即探诊后出血（bleeding on probing，BOP）根据探诊后有无出血，记录为 BOP 阳性或阴性，是牙龈有无炎症的比较客观的指标，对牙龈炎的早期诊断很有意义。

5. 牙齿根面有无龈下牙石及根面龋坏。

6. 磨牙根分叉病变（furcation involvement，FI）的情况　检查记录根分叉病变的分度、根分叉的大小、根分叉位置的高低（即根分叉到釉牙骨质界的距离）、牙颈部有无釉质突起及分度。

四、牙齿动度的检查

1. 检查方法　用镊子放在后牙咬合面或用镊子夹持前牙的切缘轻轻地摇晃牙齿。

2. 记录方法

（1）根据幅度分度：Ⅰ度≤ 1 mm，Ⅱ度为 1~2 mm，Ⅲ度≥ 2 mm。

（2）根据方向分度：Ⅰ度为牙齿有颊舌向的移动，Ⅱ度为牙齿有颊舌向 + 近远中向的移动，Ⅲ度为牙齿有颊舌向 + 近远中向 + 垂直向的移动。

五、叩诊检查

垂直向叩诊主要反映的是牙齿根尖区域的情况，水平向叩诊主要是反映牙周膜的情况。叩诊一般记录为：叩痛（－）、（±）、（＋）、（＋＋）、（＋＋＋）。

六、牙槽骨的情况

需要用 X 线片来观察。X 线片是牙周病诊断过程中的重要手段之一，常用的 X 线片包括：根尖片、全口曲面体层片、殆翼片、锥形束 CT（cone beam CT，CBCT）。

采用平行投照技术的根尖片，可以较准确地显示牙齿及牙周结构的形态，能较真实地反映牙槽突吸收情况，临床上适用于纵向观察疗效。

七、X 线检查

1. 牙槽骨的高度　正常的牙槽骨嵴顶距离釉牙骨质界 1～2 mm。牙槽骨高度的降低以牙根的长度为标准，病历书写记录时，可描述为牙槽骨吸收占根长的 1/3、1/2、2/3，或者记录牙槽骨嵴顶位于根的冠 1/3、中 1/3、根尖 1/3 处。

2. 牙齿骨嵴顶的情况及骨硬板的连续性　正常的牙齿骨嵴顶形态前牙为尖锐形，磨牙为宽平形。正常的骨硬板呈现为清晰的一条白线；而其被吸收时，骨硬板中断或消失。

3. 牙槽骨吸收的类型　分为水平型骨吸收和垂直型骨吸收。

4. 根分叉病变的情况。

5. 牙根的形态及冠根比例。

6. 根周膜的情况　正常根周膜的宽度为 0.18～0.25 mm；殆创伤时，牙周膜间隙增宽。

7. 牙体的情况　注意观察和记录有无龋坏、充填体、修复体、根纵裂、根尖病变等情况。

八、其他口腔情况

除了重点记录患者牙周的情况外，还应记录患者牙齿龋坏的情况、牙齿缺失的情况，以及黏膜是否正常。

九、咬合关系

重点记录牙齿拥挤，深覆盖、深覆殆的情况，是否存在牙齿的早接触及磨耗等。

十、颌面部检查

面部是否对称，是否有开唇露齿、开口呼吸、面部肿胀、关节滑动异常，以及是否伴有关节弹响等。

示范病例

刘××，男，55 岁

主诉：刷牙出血两年，近半年自觉前牙松动、移位。

现病史：患者刷牙出血两年，量少，可自行停止。近半年自觉前牙松动、移位，无冷热疼痛及自发性疼痛，偶有咬硬物不适。3 年前曾于外院行牙周基础治疗，治疗后刷牙出血症状曾缓解。

既往史：后牙因肿痛松动于两年前拔除，未行修复。否认正畸治疗史。

家族史：父亲患牙周病，多数牙齿已缺失并行义齿修复。

全身系统病史：患糖尿病 15 年，服用二甲双胍缓释片，每天一片。血糖控制不稳定，近日测空腹血糖 11.5 mmol/L。

个人史：每天早晨刷牙，1~2 分钟，竖刷法，不用牙线。吸烟 35 年，20 支 / 天。

检查：

全口牙石（+~++），中等色素量沉着。

全口牙龈中度红肿，圆钝、质地松软。

PD：4~8 mm。AL：3~6 mm。BI：3~4。

12–22 牙龈红肿明显，质软，且间隙散在，松动Ⅰ度～Ⅱ度。17FI：2。

16、18、26、28缺失，17、27，近中倾斜。36过长。

38、48近中阻生。

前牙中度深覆牙𬌗。

关节：张口度三指，无偏斜，无弹响。

全口根尖片示12–22水平牙槽骨吸收达根长2/3，17、27近中角形吸收达根长1/2，17根分叉区低密度影像。余牙牙槽骨轻度吸收。

诊断：伴糖尿病牙周炎

治疗计划： 1. 口腔卫生宣教（OHI），戒烟，控制血糖。

2. 牙周龈上洁治、龈下刮治和根面平整。

3. 酌情牙周手术。

4. 外科拔除38、48。

5. 正畸治疗前牙移位。

6. 修复16、26。

7. 牙周支持治疗（SPT）。

处置： 1. OHI，告知治疗计划及费用，患者知情同意。

2. 戒烟，控制血糖。

3. 择期牙周治疗（因患者血糖过高，嘱患者血糖控制平稳后，再行牙周治疗）。

签字：

第四节 诊疗过程中的沟通技巧

有效地与患者沟通是临床医师应该掌握的一项基本技能。沟通是我们诊疗工作的起点，只有通过良好沟通，才能充分地了解患者的困扰，解除患者的思想负担，赢得患者的理解和积极配合。良好、有效的医患沟通，还能拉近彼此之间的距离，在一定程度上减少医疗纠纷的发生。在与患者沟通过程中，应该注意以下几点：

1. 医者的心态决定沟通的效果。爱心、耐心、细心、恒心是有效沟通的基础。

2. 充分掌握患者的信息。通过问诊，了解患者的基本信息、以往的就诊经历、现在的主要诉求和对临床医师治疗的期望值。

3. 问诊避免生硬。有些问题不能太直接，需要迂回。避免使用让患者感到尴尬用语，如用"口气"代替"口臭"，会让患者在心理上感受更好。

4. 把握问诊节奏。当患者漫无边际地述说时，应加以引导。

5. 懂得共情，理解患者的感受，有时候倾听是最好的沟通。

6. 降低患者不切实际的期望值，对治疗效果的承诺要留有余地。

7. 学会赞美、鼓励，改善患者的就医感受，增强患者的信心。

总之，沟通是一门艺术，临床医师需要不断地在临床工作中学习并加以提高。有效沟通不仅对牙周病的诊断、牙周病历的书写和治疗方案的实施很有帮助，还为防范医疗纠纷、构建良好的医患关系提供了保障。

（安悦邦）

第二章

牙周病的检查

第一节 检查前准备

一、医生及助手准备

医生及助手必须穿工作服，戴工作帽及口罩，并洗手，戴一次性医用手套。

二、检查室环境

1. 环境清洁、安静；自然采光充分；物品摆放整齐，严格区分清洁区、污染区；良好通风，必要时配备空气净化装置。

2. 照明检查室应具备充足自然光线；若自然光线不足，必须采用冷光源灯光辅助照明，灯光照明时光源自左侧射入视野为宜。调整灯光时，注意将灯光逐渐上移至口腔，应将光线集中照射口腔，避免直射患者眼部。

三、器械

1. 口镜
（1）可牵拉唇颊，推压舌体，便于检查治疗。
（2）可反射聚集光线至较暗区域和不能直视部位。
（3）操作中可保护舌体及黏膜等软组织。
（4）金属口镜柄端可用于叩诊检查。

2. 镊子

（1）反角形口腔科镊子，尖端闭合严密，夹持敷料、药物等。

（2）夹住牙齿检查动度。

（3）柄端可用于叩诊检查。

3. 尖探针

（1）检查牙面龋洞及其他缺陷。

（2）检查牙齿患部的感觉、硬度、龋洞深浅，发现敏感区。

（3）检查牙面菌斑、软垢，检查邻面及龈下牙石。

（4）检查磨牙根分叉病变程度。

（5）检查其他牙齿解剖特点，如根面凹、釉突等。

（6）检查口腔黏膜及相应面部皮肤的感觉等。

四、患者体位

舒适仰卧位：

1. 患者半卧或平卧于牙椅上，有呼吸、循环系统疾病者及孕妇可采取半卧位。

2. 患者头部和腿部在同一水平位置，患者头部与医师肘部平行。

3. 检查上颌牙时，患者咬合平面与地面成 45°～90° 角；检查下颌牙时，咬合平面尽量与地面平行。

4. 治疗检查中应适当调整患者头部位置及灯光方向。

五、检查者体位

1. 医师一般位于患者右后方，可根据检查部位不同，从患者的右后方至右前方调整移动。

2. 医师坐位，双脚平放于地面，大腿和双肩与地面平行，操作点位于医生胸骨中点或心脏的水平，背部直立靠于椅背。

六、助手体位

1. 助手一般位于患者左后方，可根据检查部位不同，从患者的左后方至左前方调整移动。

2. 助手坐位，双脚自然放于座椅底盘上，坐位略高于医师 10 ~ 15 cm，并紧贴手术椅。旋转扶手作为肘部支撑点环绕于肋下区，保持身体舒适的工作状态。

第二节　口腔卫生状况及局部因素检查

一、菌斑检查

牙菌斑指数是反映牙菌斑在牙面及邻近牙龈处沉积情况的指数，以菌斑量来反映受检者的口腔卫生状况。

（一）适应证

1. 牙周临床检查需查口腔卫生状况。
2. 临床上需做口腔卫生宣教。
3. 牙周临床疗效观察及纵向研究。
4. 牙周流行病学研究。

（二）方法及分级标准

1. 菌斑指数（plaque index，PLI）　由 Silness 和 Löe 在 1964 年提出，着重评价近牙龈区牙面菌斑的厚度及量，不单纯评估菌斑的分布范围。适用于牙周临床检查等，尤其适用于临床试验研究及纵向研究。

检查方法：用气枪将牙面吹干，肉眼直接观察或通过口镜观察，并结合使用探针尖的侧面划过牙面，确定牙面及龈缘附近的菌斑量。标准如下：

0 ＝在近龈缘处的牙面无菌斑。

1 ＝在近龈缘处的牙面有薄的菌斑，但肉眼看不到，只有用探针尖的侧面划过牙面才能发现。

2 ＝在龈缘区或牙邻面有肉眼可见的中等量菌斑。

3 ＝在龈沟内和（或）龈缘区及邻近牙面有大量菌斑。

每个牙分为颊面近中、中央、远中和舌面 4 个区，分别记分。

4个分值的总和除以4即为该牙的分值，各牙的分值相加除以受检牙数为该个体的菌斑指数。

此指数可用于所有牙的检查，也可仅用于部分牙的检查，在用此指数时，对有修复体的牙也可进行检查、记分。

2. Turesky-Gilmore-Glickman 改良 Quigly-Hein 菌斑指数 该改良法适用于前述各项适应证，尤其适用于临床试验研究及纵向研究。

检查方法：用菌斑显示液（1%～2%赤藓红或中性品红溶液）进行菌斑染色，将含菌斑显示剂的小棉球在每两个相邻牙之间轻轻挤压，使菌斑显示液扩散至牙面，涂布全口牙的颊、舌面，再以清水漱口，然后进行观察，着色区即为菌斑存在区。

结果的判定标准如下：

0＝牙面无菌斑。

1＝牙颈部龈缘处有散在的点状菌斑。

2＝牙颈部菌斑宽度不超过 1 mm。

3＝牙颈部菌斑覆盖面积超过 1 mm，但在牙面 1/3 以下。

4＝菌斑覆盖面积在牙面 1/3 与 2/3 之间。

5＝菌斑覆盖面积占牙面 2/3 或 2/3 以上。

在菌斑显示后，根据上述标准对所有牙的颊、舌面进行菌斑的评价，所有牙面菌斑计分的总和除以受检牙面数，得出该个体的菌斑分值。

二、牙周病的局部因素检查

（一）牙石

1. 牙石的概念及分类

牙石是沉积在牙面或修复体表面上的已钙化的或正在钙化的菌斑及沉积物，由唾液或龈沟液中的矿物盐逐渐沉积而成。牙石形成后不能用刷牙方法去除。牙石根据沉积的部位，以龈缘为界，可分为龈上牙石和龈下牙石。

（1）龈上牙石：沉积在临床牙冠，可以直接看到的牙石称为龈上牙石，新形成的牙石呈黄或白色，亦可因吸烟或形成时间过长而呈深色。一般体积较大，尤其是在与唾液腺导管开口相应处的牙面上沉积更多，如上颌第一磨牙颊面和下前牙的舌面。

（2）龈下牙石：沉积在龈缘以下的牙面上，肉眼看不到，需探诊才能查到的称为龈下牙石，有时在 X 线片上也可见。龈下牙石呈褐色或黑色，较龈上牙石体积小而硬，一般与牙面的附着比龈上牙石更牢固。龈下牙石见于大多数牙周袋内，通常从釉牙骨质界延伸至袋底附近，在龈缘下分布较均匀，但以邻面和舌、腭面较多些。

2. 牙石指数（calculus index，CI） 是简化口腔卫生指数（simplified oral hygiene index，OHI-S）的一部分，是反映牙面及龈沟处牙石沉积情况的指数，通过牙石量的多少来反映受检者的口腔卫生状况。

（1）适应证：可反映牙周临床口腔卫生状况，用于牙周流行病学调查及纵向研究。

（2）方法及分级标准：直接或通过口镜观察牙石在牙面上的覆盖面积，并结合使用尖探针，在龈沟内沿牙面从远中划向近中，以探查龈下牙石情况，从而确定牙石量。

检查时分别检查每个牙的颊、舌侧两个面。其分级标准如下：

0 ＝无牙石。

1 ＝龈上牙石覆盖牙面不超过 1/3。

2 ＝龈上牙石覆盖牙面介于 1/3 与 2/3 之间，或在牙颈部有斑点状龈下牙石，或二者兼而有之。

3 ＝龈上牙石超过牙面 2/3，或牙颈部的龈下牙石连续成片，或二者兼备。

（3）临床意义：通过牙石指数了解患者的口腔卫生状况，以便于诊断、制定治疗计划及判断预后。

（二）解剖因素

某些牙体和牙周组织的解剖缺陷或异常，常可成为牙周病发生的有利条件，或加重牙周病的进程。

1. 牙体解剖因素

（1）磨牙：①根分叉：根分叉的解剖位置易使菌斑积聚，附着丧失达根分叉水平，使牙周治疗和口腔卫生措施难以施行。②根柱长度：根分叉病变的严重程度主要取决于附着丧失的量和根柱的长度，根柱越短，牙周破坏越容易累及根分叉区。③根分叉开口的大小：根分叉开口的大小对于预测牙周治疗的成败极为重要，开口小增加了磨牙根分叉病变治疗的难度，预后差。④双根分叉嵴：有学者用立体显微镜观察了拔除的上颌和下颌第一磨牙根分叉区的复杂形态图，发现分叉顶的各种凹陷和嵴使得治疗更加困难。⑤根面凹陷：在所有的磨牙中不同程度地存在，凹陷的存在利于细菌菌斑的积聚且不易清除，促使附着丧失的进展。⑥颈部釉突和釉珠：有学者采用探诊、拍根尖 X 线片、翻瓣等方法观察了 78 名有根分叉病变的患者，发现有釉突的牙容易发生根分叉区的牙周病变，患病率可达 82.5%，而无颈部釉突的磨牙根分叉病变只有 17.5%。

（2）上颌双尖牙：上颌双尖牙常有两个根，根分叉位置常接近根尖。Joseph 检查了 100 颗这类牙的解剖形态，发现双分叉牙中有 62% 的颊根腭侧有分叉凹陷。分叉口的平均宽度是 0.71 mm，小于刮治器的刃面宽度。所有上颌双尖牙的邻面均有凹陷，近中面的凹陷要深于远中面。上颌双尖牙的邻面也有的显示"V"形沟，通常向根尖部延伸，较之无沟牙有更多的附着丧失。

（3）前牙：腭侧沟也称畸形舌侧沟，多发生于上颌侧切牙。它是一种发育异常，由内釉上皮和 Hertwig 上皮根鞘内陷产生的沟，从上颌切牙的腭侧窝延伸至根面，甚至可接近根尖区。沟内易滞留菌斑，且结合上皮不易附着，因此形成窄而深的牙周袋，有的甚至反复形成脓肿而出现窦道。有学者报告，在所检患者中 3.9% 有腭侧沟，主要见于上颌侧切牙的腭侧（3%），不足 1% 的上颌中切牙颊腭侧有这种沟。这些沟槽一般呈"U"形，约一半越过釉牙骨质界伸向根方 5 mm 以上，类似漏斗，使菌斑在沟槽的深部得以聚集而不易清除。因此，具有根向延伸的腭侧沟的患牙预后较差。

（4）其他解剖因素，如牙根过短、锥形牙根、磨牙牙根融合等，均使这些牙对船力的承受能力降低，疾病进展快。

2. 膜龈异常　膜龈是指覆盖牙槽突的口腔黏膜部分，包括角化牙龈和牙槽黏膜。评价膜龈状况是指评价角化龈的量、牙龈退缩的量、有无异常系带，以及前庭的深度等。膜龈异常是指牙龈和牙槽黏膜的宽度、形态异常和（或）二者的关系异常，与牙周炎发生发展及治疗密切相关的常见膜龈异常有系带附着异常及附着龈缺如或过窄。

（1）系带附着异常：唇颊系带附着位置进入牙龈或龈乳头，使游离龈缘和龈乳头在咀嚼或唇颊活动时被拉离牙面，易造成菌斑滞留及加重牙周病的发生和牙龈退缩，对于前庭较浅和附着龈较少的区域尤为明显。

（2）附着龈缺如或过窄：角化龈不等同于附着龈，角化龈包括附着龈和游离龈。一般在上颌和下颌牙齿的颊侧正中以及下颌牙齿的舌侧正中进行测量。因为附着龈紧密地附着于骨膜上，临床上一般认为附着龈是抵御感染、防止附着丧失的屏障。对于附着龈过窄者可施行附着龈增宽术。有学者认为附着龈过窄或缺如的患者更易发生牙龈退缩。近年来一些研究对此提出质疑，并证实只要局部没有菌斑微生物的感染，即使附着龈很窄，也能保持牙龈的健康和附着水平。一项长期研究发现在口腔卫生良好者，无角化龈的区域和有较宽角化龈的区域相比，牙龈退缩的发生率并不高。

（三）牙齿位置异常、拥挤和错𬌗畸形

个别牙的错位、扭转、过长或萌出不足等，均易造成接触区位置改变或边缘嵴高度不一致等，导致菌斑堆积、食物嵌塞，因此好发牙周病。当缺失牙长期未修复时，邻近的牙常向缺牙间隙倾斜，在倾斜侧常产生垂直型骨吸收和深牙周袋。错𬌗畸形与牙周病有一定的关系，如由于前牙拥挤而导致其患牙周病的概率增加，可能因排列不齐，妨碍了口腔卫生措施的实施，使菌斑堆积。对于口腔卫生控制良好的患者，则牙槽骨吸收与牙列拥挤间没有任何关系。

另外，唇颊侧牙槽骨板菲薄，甚至有开窗或开裂，易发生牙龈退缩或牙周袋。

在某些重度深覆𬌗的患者中，下颌切牙的切端会直接损伤上颌切牙的腭侧牙龈，致使牙龈退缩。同样，在严重的Ⅱ类错𬌗畸形第二分类中，功能性创伤可导致下颌切牙唇侧牙龈的退缩。

（四）不良修复体和不良正畸治疗

不完善的牙体治疗和修复体会导致菌斑聚集，甚至造成牙周组织破坏的加重，即医源性因素。许多研究表明，修复体悬突和修复体的龈下边缘为牙周致病菌提供生态环境起了重要作用。

1. 充填体悬突　牙根的解剖变化，特别是牙根面的凹陷使修复体边缘不易与牙根面很好地密合。邻面充填体悬突是菌斑积聚和细菌增殖的场所，因为在这些区域难以进行牙间清洁，即使患者有良好的口腔卫生习惯也难以彻底清洁。许多研究表明，有悬突的牙牙周附着丧失较无悬突的牙要多。

2. 修复体设计　修复体作为异物能通过多种方式刺激组织。修复体的龈缘位置、密合程度与牙周病变有密切关系。一些研究比较了修复体边缘的不同位置对牙周组织的影响，发现冠缘放在龈缘以下的牙面菌斑量较多，牙龈炎症较重，探诊深度较深；齐龈缘处的次之；在龈缘以上的牙周状况与修复体的对照面相似。

可摘式局部义齿的设计和制作好坏对牙周组织有极大的影响。有学者报告可摘式局部义齿的基牙在1～4年内动度增加、炎症加重和牙周袋加深。设计不良的局部义齿会增加菌斑的堆积和对基牙的咬合负担，对戴可摘式义齿或固定义齿的患者应特别加强口腔卫生指导。一般认为金属支架或基托比树脂基托对牙周组织的危害小。

过凸的修复体外形对牙龈不利，易造成凸处与龈缘之间的牙面上菌斑堆积。如果修复体未能恢复适当的接触区、边缘嵴以及外展隙，则易造成食物嵌塞。

3. 修复体材料　修复材料的光洁度和性能对牙龈有不同的影响，如硅粘固粉、树脂充填材料等对牙龈的刺激大于精细抛光的烤瓷、黄金、银汞合金等。

4. 正畸治疗　可摘式或固定式矫治器均会助长菌斑的堆积，引起龈炎甚至牙龈增生，或使原有的牙龈炎症明显加重。正畸矫治力可造成牙根吸收、牙髓病变、牙龈退缩和牙槽骨破坏。但是如果菌斑控制良好，即使正畸力作用于牙周支持组织高度降低的健康牙周，也可以成功进行牙齿移动，并不引起牙周组织的进一步破坏。

（五）创伤性殆

殆力是进食时咀嚼肌群收缩而产生的力。不正常的殆接触关系或过大殆力，造成咀嚼系统各部位的病理性损害或适应性变化称为殆创伤，但一般将殆创伤一词仅用于对牙周组织的损伤。造成牙周损伤的殆关系称为创伤性殆，如咬合时牙齿的过早接触、过高的修复体、牙尖干扰、夜磨牙等，正畸治疗时加力不当也可造成牙周创伤。

有关人和动物实验的研究证实，无论是单方向的殆力还是摇晃力作用于健康的牙周组织均不会导致牙周袋形成或结缔组织附着丧失。不过，对于已存在的菌斑性牙周疾病的患牙而言，殆创伤作为破坏过程的协同因素可加重疾病的进展。

（六）食物嵌塞

在咀嚼过程中，食物被咬合压力楔入相邻两牙的间隙内，唇、颊和舌的压力等也可能将食物压入牙间隙，称为食物嵌塞。食物嵌塞是导致局部牙周组织炎症和破坏的常见原因之一，由于嵌塞物的机械刺激作用和细菌的定植，除引起牙周组织的炎症外，还可引起口腔异味、牙龈退缩、龈乳头炎、邻面龋、牙槽骨吸收等。食物嵌塞可以引起牙龈的炎症，长期食物嵌塞严重者可以造成牙槽骨的吸收，或加重牙周组织原已存在的病理变化。

在正常情况下，邻牙之间有紧密的接触关系，良好的接触点能防止食物通过接触点进入牙间隙。牙齿良好的边缘嵴和窝沟形态及外形均能防止食物在咀嚼过程中被挤入牙齿间隙。

根据食物嵌塞的方式，可分为两大类：

1. 垂直性嵌塞　食物从殆面垂直方向嵌入牙间隙内。此型食物嵌塞嵌入较紧，不易剔除。造成垂直性食物嵌塞的原因是多方面的，主要可分为以下3个方面：

（1）邻牙失去正常的接触关系，出现缝隙（尤其是窄缝），则食物易嵌入。这种情况发生于：

1）邻面龋破坏了接触区和边缘嵴。

2）充填物或全冠等修复体未恢复接触区。

3）牙齿的错位或扭转等，使接触区的大小和位置异常。

4）缺失牙未及时修复，邻牙向缺牙间隙倾倒，使相邻牙之间失去接触。

5）患牙周病的牙过于松动，接触不佳。

（2）来自对颌牙的楔力或异常的𬌗力：

1）牙形态异常，某个牙尖过高或位置异常，正好将食物楔入，致使对颌牙接触点发生瞬间分离，能将食物挤入牙间隙的楔状牙尖称为充填式牙尖。

2）不均匀的磨耗所形成的尖锐牙尖或边缘嵴可将食物压入对颌两牙之间。

3）由于不均匀磨耗或牙齿的倾斜，使相邻两牙的边缘嵴高度不一致，在咬合时也可使食物嵌入两牙之间。这种情况还可见于拔除下颌智齿后，上颌第三磨牙因无对颌牙而下垂，在上颌第二、三磨牙之间嵌塞食物；下颌第三磨牙近中倾斜，低于下颌第二磨牙的𬌗平面时，则下颌第二、三磨牙之间嵌塞食物。

4）在上下颌牙对咬时发生的水平分力，可使牙间暂时出现缝隙。

（3）由于邻面和𬌗面的磨损而使食物外溢道消失，致使食物被挤入牙间隙。正常的接触区周围应有外展隙，𬌗面的裂沟应延长到边缘嵴或颊、舌面，形成食物向颊、舌侧溢出的通道，即可避免嵌塞。正常的边缘嵴还可阻止食物滑入牙间隙。

2. 水平性嵌塞　除了咬合力引起的垂直性食物嵌塞之外，唇、颊和舌的压力等都可能将食物压入牙间隙。牙周炎患者由于牙间乳头退缩和支持组织的高度降低，龈外展隙增大，在进食时，唇、颊和舌的运动可将食物压入牙间隙造成水平性食物嵌塞。

（七）不良习惯

1. 口呼吸 口呼吸患者常伴有开唇露齿，上唇过短，上前牙牙龈外露，患牙龈炎和牙龈肥大的机会较大，表现为上前牙牙龈颜色发红及牙龈肥厚。一般认为，口呼吸者的牙龈表面因外露而干燥，以及牙面缺乏自洁作用，均可使菌斑堆积而导致牙龈的炎症。

2. 吐舌习惯 由某些先天异常，如巨舌症等，或幼时形成的不良习惯造成。这些患者常将舌头置于上下牙之间，或在吞咽时将舌前伸，顶住前牙，造成过度的侧方力，使牙倾斜或移位，致使前牙出现牙间隙、开𬌗、松动等，也可使上下牙的𬌗关系紊乱，以及食物嵌塞等。

3. 刷牙创伤 使用不合理的牙刷或刷牙方式不当可引起牙齿及牙周软硬组织的损伤。使用新牙刷，尤其是硬毛牙刷刷牙可能引起牙龈表面的糜烂或溃疡。牙龈边缘较薄处被磨损后会导致牙龈退缩、根面暴露，还可导致釉牙骨质界处形成楔状缺损。对于此类患者应建议使用软毛牙刷、摩擦剂较细的牙膏，改用正确的刷牙方法。

（八）牙面着色

牙面色素通常与食物、化学物质、烟草及色源性细菌有关。

1. 食物和化学物质 一些食物如茶叶、咖啡、饮料、嚼槟榔等易使牙面着色。某些细菌色素进入口腔，可沉积于牙面或渗入牙组织，形成不易去除的颜色。此外，抗菌斑的药物氯己定（洗必泰）也能引起牙面、舌黏膜等部位着色。良好的个人口腔卫生措施有利于预防或减少牙面着色。

2. 烟草 长期吸烟可使焦油沉积于牙面，形成烟斑，使牙面呈黄色、褐色或黑色。烟斑在牙面的分布以下前牙舌侧和上颌磨牙腭侧为最多，主要集中在颈 1/3 处牙面、邻面和点隙窝沟处，可随菌斑散在分布，呈不规则点状，或在龈缘处呈狭窄带状，或形成宽厚坚实的柏油样块，甚至扩展到整个牙冠。

牙面着色本身对牙龈刺激不大，主要影响美观，但由于色素往往沉积在菌斑牙石上，所以，它可作为口腔卫生状况和牙菌斑多少的临床指标之一。由于牙面上的色素附着利于菌斑的堆积和使牙面粗糙，继而造成或加重牙周组织炎症。

第三节 牙龈检查

一、健康牙龈

1. 颜色 由于牙龈上皮存在着角化，健康的牙龈组织从游离龈缘到膜龈联合应是粉红色。由于黑色素沉积的程度不同，粉红色的程度也不完全相同。当牙龈有炎症时，因为上皮下方结缔组织中的毛细血管数量增加或扩张，或者慢性炎症时血管增生，静脉血流淤滞，上皮角化程度减少或消失，此时牙龈常表现为暗红色或紫绀色。

牙龈颜色的改变对检验疗效及患者菌斑控制状况是一个很有用的指标。当炎症被控制后牙龈组织能从鲜红色或暗红色变为粉红色。颜色异常可能仅局限于龈缘，如急性坏死溃疡性龈炎、菌斑性龈炎；也可能涉及广泛，如疱疹性龈口炎；还可能是斑块样，如化学刺激而引起的颜色变化。另外应注意识别生理性的色素沉着；口服含金属的药物或因职业环境而使金属化合物在牙龈上着色；许多系统疾病能引起牙龈的颜色变化，如因肾上腺功能障碍而患 Addison病（阿狄森病）者，可出现蓝黑色或棕色斑块；贫血、红细胞增多症以及白血病等均可引起牙龈颜色变化。

2. 形状 正常的成年人牙龈边缘应在釉牙骨质界的冠方，菲薄而贴合牙面，龈缘线应呈现扇贝状，牙间乳头呈锥形以整齐的边缘充满牙间隙。炎症时由于结缔组织的水肿或纤维组织增生，牙龈肿胀肥大；某些药物（如苯妥英钠、硝苯地平等）也能引起牙龈肥大增生；如果龈乳头或龈缘有溃疡或坏死组织，可能是急性坏死溃疡性龈炎；当修复体的外形不良对牙龈造成局部刺激时，也可出现牙龈与牙齿的不贴合。因此，牙龈的外形及大小变化是判断健康状况及对治疗反应的重要指征之一。

龈裂多发生在上下前牙的唇侧，其发病机制不十分清楚，一般认为是由于该处骨板薄、有牙周袋或伴有咬合创伤而发生，可发生在一个牙或多个牙齿，其程度不同，轻者仅限于龈缘，重者 5~6 mm 或更长。

麦考尔龈缘突（McCall's festoons）多发生在尖牙和前磨牙颊面的边缘龈，呈救生圈样肥大，此处牙龈的颜色和韧性在早期正常，但此处易堆积菌斑而继发炎症。

3. 质地 正常的牙龈组织质地坚韧，尤其是附着龈，无黏膜下层，由固有层紧附于牙槽骨的骨膜上，所以不能移动。长期的炎症使牙龈质地变松软，或进而纤维化而使牙龈组织变坚韧。附着龈的点彩消失是牙龈炎的早期症状，但健康牙龈并非都有点彩，应注意观察牙龈的质地。

4. 龈缘的位置 牙龈缘的位置受生理和病理改变的影响。正常生理情况下，牙齿刚萌出时，牙龈缘位置在牙釉质上，成年后龈缘位置移至釉牙骨质界的冠方，到老年有轻度龈退缩时龈缘常位于牙骨质。在病理情况下，由于牙龈的炎症增生，可使牙龈缘向冠方延伸。牙龈出现退缩时，龈缘则位于牙根上。

二、反映牙龈炎症的指标

健康的龈沟探诊时不出血。当菌斑堆积引起炎症，龈沟内壁上皮发生溃疡，且结缔组织的毛细血管扩张、炎症细胞浸润、胶原纤维破坏，此时探诊检查时牙龈会出血。牙龈探诊后出血可作为牙周组织炎症的临床标志之一，也可作为判断治疗效果的客观指标。临床上可用牙龈指数和出血指数来表示。

（一）牙龈指数（gingival index，GI）

它是由 Löe 和 Silness 于 1963 年提出并于 1967 年修订的，通过观察牙龈的色、形、质及探诊后出血情况来确定，是反映牙龈炎症程度的指标。

1. 适应证

（1）牙龈炎症情况检查及评价。

（2）牙周临床疗效观察。

（3）牙周临床试验研究及纵向研究。

（4）牙周流行病学研究。

2. 方法及分级标准　吹干或擦干牙龈，观察牙龈色、形、质的改变及改变程度，并用钝头的牙周探针轻探龈沟后观察有无出血倾向。将围绕每个牙的牙龈分为 4 个区域：颊侧近中、中央、远中及舌侧，分别记录这 4 个区域的炎症情况。

牙龈指数的分级标准如下：

0 ＝牙龈正常。

1 ＝牙龈轻度炎症：轻度颜色改变，轻度水肿，探诊后不出血。

2 ＝牙龈中等炎症：牙龈色红，水肿，光亮，探诊后出血。

3 ＝牙龈严重炎症：明显发红、水肿、溃疡，有自动出血倾向。

将每个牙的 4 个记分相加除以 4，即为该牙的分值。将各牙分值相加，再除以受检牙数，即为该受检者的分值。可用牙龈指数评价全口牙，也可用来评价一组牙。

3. 临床意义　用牙龈指数来判断牙龈炎症程度。本指数的数值与临床龈状态的关系为：0.1 ～ 1.0 为轻度牙龈炎，1.1 ～ 2.0 为中度牙龈炎；2.1 ～ 3.0 为重度牙龈炎。

（二）出血指数（bleeding index，BI）

它是评判探诊后牙龈出血情况的指数，以此来判断牙龈及牙周袋内壁的炎症情况。其组织学变化是袋内壁上皮溃疡、结缔组织血管扩张出血及炎症细胞浸润。

1. 适应证

（1）牙龈炎症程度检查。

（2）牙周临床疗效观察。

（3）牙周临床试验研究及纵向研究。

（4）牙周流行病学研究。

2. 方法及分级标准　用牙周探针轻探入龈沟或袋内，取出探针10 ～ 30 秒后，观察有无牙龈出血及其出血量。

常用的 Mazza 出血指数分级标准如下：

0 ＝牙龈健康，无炎症及出血。

1 ＝牙龈颜色有炎症性改变，探诊后不出血。

2＝探诊后有点状出血。

3＝探诊后出血沿牙龈缘扩散。

4＝出血流满并溢出龈沟。

5＝自动出血。

3. 注意事项　探龈沟或袋内时动作要轻，是用牙周探针轻触袋壁，而不是直插袋底。

4. 临床意义　出血指数比较客观地反映了牙龈和牙周袋内壁的炎症情况。它反映的牙龈炎症程度比牙龈指数更为敏感。

第四节　牙周袋探诊检查

牙周袋的检查主要靠探诊，探诊是最重要的牙周检查方法之一。

一、适应证

1. 牙周临床检查。

2. 牙周临床疗效观察。

3. 牙周临床试验研究及纵向研究。

4. 牙周流行病学研究。

二、工具及方法

通过牙周探诊，检查探诊深度，附着水平，牙周袋的位置、范围及形状、有无龈下石、龈缘的位置、探诊后出血等。

（一）用刻度牙周探针检查

1. 牙周探诊工具　牙周探针的工作端为圆柱状，钝头，顶端直径为 0.5 mm，探针上有刻度，临床上常用的有 Williams 牙周探针和 UNC-15 牙周探针。

2. 探诊方法

（1）用改良握笔式握持探针。

（2）以口内相邻牙的𬌗面或近切缘处的唇面作支点，也可采用口外支点。

（3）探诊力量要轻，约为 20～25 g。

（4）探入时探针应与牙体长轴平行，尖端应紧贴被探测的牙面，避开牙石而到达袋底。

（5）以轻轻提插方式移动探针，探查每个牙的各个牙面的龈沟或牙周袋情况，以了解牙周袋的位置、范围、深度及形状。

（6）探查牙齿邻面牙周袋时，探针要紧贴牙邻面接触点探入，必要时可稍倾斜以便探入接触点下方的龈谷处。

（二）用压力敏感牙周探针检查

压力敏感牙周探针可以协助医师控制探诊时施加的探诊力（15 g），使探诊操作更标准且更稳定，与计算机相连探针的探诊结果还可以记录并保存在计算机中，大大方便了临床诊疗工作。

1. 牙周探诊工具　目前临床上最常用的压力敏感探针为 Florida 探针。Florida 探针主要由探针尖、探针手柄、脚踏开关、光导解码器、USB 转换器及计算机存储系统等组成，探针尖端直径为 0.4 mm，最小精确度为 0.2 mm。

2. 探诊要点

（1）输入患者信息和危险因素。

（2）打开计算机软件，按照提示安装探针尖并校准探针。

（3）操作脚踏开关，标记牙列中缺失牙、修复体、固定桥、种植体以及阻生牙等。

（4）记录牙周袋深度，探针进入牙周袋的原则与使用刻度牙周探针进行探诊相同，探针探到袋底时加压探针柄部，使探针黄色袖套边缘触及龈缘时，踩下脚踏开关记录探诊深度。

（5）按此方法探诊全部位点后，保存并打印检查表。

三、探诊内容

1. 探诊深度（probing depth，PD）　用标准力量（20～25 g）及适宜角度将牙周探针插入到袋内或龈沟内，遇到阻力后读取龈缘到探针尖端的距离，即为探诊深度，以毫米为单位记录。探诊深度常常大于袋底至龈缘的距离（牙周袋深度）。

记录每个牙 6 个部位的探诊深度：颊侧近中、中央、远中及舌侧近中、中央、远中部位。也可根据条件和需要，只记录每个牙最深的探诊深度。

2. 附着水平（attachment level, AL）是指结合上皮和其下结缔组织所处的位置，也称结缔组织附着水平（connective tissue attachment level）。当结合上皮冠方位于釉牙骨质界根方时被定义为附着丧失（attachment loss, AL）。

附着丧失是指附着水平根向移位，为龈沟底或牙周袋底至釉牙骨质界的距离。临床上通过探诊来探查。由于探针尖端的位置与袋（沟）底的位置往往不一致，准确的表述应为临床附着丧失（clinical attachment loss, CAL）。临床附着丧失程度的确定是将探诊深度减去釉牙骨质界至龈缘的距离，以 mm 为单位记录；若有龈退缩，则是将探诊深度加上龈退缩的距离。探诊深度相同，附着丧失的程度可以不同。

牙周炎经治疗后，结缔组织中有新生的胶原纤维，又有长结合上皮形成。此时，牙周探针止于长结合上皮的冠方，临床附着水平改善，称为临床附着获得（attachment gain）。

临床附着丧失同探诊深度的记录一样，每个牙记录 6 个部位，也可根据条件和需要，只记录 1 个或几个部位。

3. 其他探查内容　探诊时，探针尖端还可探查到牙根面龈下牙石情况及其量的多少，记录之。

探诊后出血检查见出血指数部分。

四、注意事项

1. 影响探诊结果准确性的因素较多，如探诊力量、探入时的角度、探针的粗细及形状、探针刻度的精确性、牙龈的炎症、牙石的阻挡等，探诊检查时应注意这些因素。

2. 探查釉牙骨质界位置时，若牙石较多，应先去除牙石，才能探到准确位置。

3. 全口牙齿探诊时，要按照一定顺序进行，如从右上后牙颊侧远中开始，沿颊侧依次探查至左上后牙颊侧远中，再绕至腭侧，依次从左上后牙腭侧远中查至右上后牙腭侧远中。下颌牙也用同样顺序检查，即从右下后牙颊侧远中开始，沿颊侧依次探查至左下后牙颊侧远中，再绕至舌侧，依次从左下后牙舌侧远中查至右下后牙舌侧远中。

五、临床意义

1. 附着丧失是反映牙周组织破坏程度的重要指标之一，对牙周病的诊断具有重要意义。有无附着丧失是区分牙周炎与正常牙龈及龈病的重要指标。正常牙龈附着于釉牙骨质界处，临床上不能探到釉牙骨质界，即无附着丧失；龈病时，牙龈附着位置不变，仍在釉牙骨质界处，临床上仍然不能探到附着丧失，若能探到附着丧失，则表明为牙周炎，且附着丧失越多牙周病变越严重。

2. 单纯探诊深度的诊断意义次于附着丧失。

3. 附着丧失和探诊深度都是牙周病治疗临床疗效判定的重要指标，对于预后判断及牙周治疗计划的制定起至关重要的作用。

4. 探查龈下牙石的多少有助于牙周病的预后判断、治疗计划的制定及疗效的评估。

5. 牙龈缘位置的确定对于手术与否及手术方案的制定也十分重要。

6. 采用压力敏感探针探诊时，恒定的探诊压力可以提高检查结果的精确度，使检测结果更加标准化、可重复性好；减少医护人员工作强度；探诊力恒定且适宜，提高了患者的诊疗舒适度；自动存储在计算机中，简化了病历管理的过程。

第五节　根分叉检查

一、适应证

1. 多根牙牙周临床检查。
2. 牙周临床疗效检查。
3. 牙周临床试验研究及纵向研究。

二、方法

1. 一般用尖探针探查多根牙根分叉区。也有专门设计用来探查根分叉的弯探针，如 Nabers 探针，探针为钝头，有的探针上还有刻度，便于读取根分叉区水平探入的程度。

2. 检查下颌磨牙时，是从颊侧和舌侧中央处分别探查根分叉区；检查上颌磨牙时，先探查颊侧中央处的根分叉区，然后还应从腭侧分别探查近中和远中的根分叉区。

3. 探查的内容包括是否能探到根分叉区，探针能否水平方向探入分叉区及水平探入的深度，分叉的大小，根柱的长短，有无釉突；还应注意检查根分叉区是否暴露。

三、分度标准

根据根分叉处牙周组织破坏程度来分度。

1. Glickman 分度标准　是目前口腔临床工作中常用的分度标准。

Ⅰ度：探针尖能探到根分叉的外形，但水平方向尚不能探入，X 线片检查尚无明显的牙槽骨吸收。

Ⅱ度：探针能从水平方向探入根分叉处，但尚有一部分牙槽骨存在，使探针不能贯通根分叉区。X 线片可见分叉处牙槽骨有小范围的密度减低区，或仅见该处牙周膜增宽。

Ⅲ度：探针能贯通根分叉区，但仍有牙龈覆盖。X 线片显示根分叉区牙槽骨有明显的三角形骨吸收区。

Ⅳ度：根分叉区完全暴露，无牙龈覆盖。X 线片显示根分叉区牙槽骨有明显的三角形骨吸收区。

2. Lindhe 和 Nynam 分度标准　根据探针水平进入根分叉区的程度来分度。

Ⅰ度：探针能从颊舌或近（远）中水平探入根分叉区，但探入深度不超过牙颊舌径宽度的 1/3。

Ⅱ度：探针能从一侧水平探入根分叉区，深度超过牙颊舌径宽度的 1/3，但尚不能贯通。

Ⅲ度：根分叉病变已贯通。

第六节　牙齿动度检查

一、用牙科镊检查

手持牙科检查镊子，检查前牙时，用镊子喙夹持切缘做唇舌向摇动。检查后牙时，将镊子喙端并拢，放在牙齿𬌗面并向颊舌方向和近远中方向加力。分度标准如下。

1. 根据牙齿移动的方向分度记录　仅有颊舌向动度为 1 度，颊舌向及近远中向均有动度为 2 度，如果出现垂直松动则为 3 度，此方法准确性有争议，因为如果被检查牙近远中有健康邻牙，检查结果很难准确。

2. 也可按照颊舌向水平移位程度分度记录　1 mm 为Ⅰ度松动，1～2 mm 为Ⅱ度松动，2 mm 为Ⅲ度松动。

应注意这两种分度方法均受牙根数目、牙根长度、患根数目及有无邻牙等因素的影响。

二、牙齿动度仪

近年来被用于天然牙或种植体的动度检测，以牙齿动度仪读数（periotest value，PTV）表示，PTV 的范围从 –8 到 +50，动度越大读数越高。牙周健康时 PTV 多在 –8 至 +9 之间。

第七节　𬌗及咬合功能检查

咬合创伤是由于不正常的𬌗接触关系或咀嚼系统功能异常，造成咀嚼系统各组织，包括牙周组织的损伤。通过临床检查，确定咬合创伤的部位、造成咬合创伤的早接触及𬌗干扰的部位，以便于及时去除这些干扰因素，达到治疗的目的。

一、适应证

因咬合创伤出现牙周、牙髓、颞下颌关节等疾病的患者。

二、检查方法及结果判定

（一）问诊

询问患者是否有夜磨牙、紧咬牙等口腔副功能；是否有偏侧咀嚼、咬硬物等不良习惯；是否有全身其他疾病，精神、神经相关症状及用药等。

（二）视诊

观察牙面是否有异常磨耗牙面，牙龈是否有龈裂、缘突，如有这些表现则提示这些部位存在咬合创伤的可能。在咬合过程中观察可疑牙牙龈颜色的改变，如有变白的现象，说明该牙在咬合的过程中有早接触或承受过大殆力。

同时应关注患者宏观咬合状况，其中安氏分类最有提示意义。嘱患者做正中咬合，观察下颌磨牙相对于上颌磨牙的位置关系。根据其关系分为以下几种类型：

安氏Ⅰ类：上颌第一恒磨牙的近中颊尖咬合于下颌第一恒磨牙的近中颊沟内。

安氏Ⅱ类：上颌第一恒磨牙的近中颊尖咬合于下颌第一恒磨牙近中颊沟的近中。

安氏Ⅲ类：上颌第一恒磨牙的近中颊尖咬合于下颌第一恒磨牙近中颊沟的远中。

（三）扪诊

用示指指腹扪在上颌牙的唇颊侧面，应触及可疑牙、邻牙和游离龈缘，嘱患者做正中、前伸及侧方咬合，在咬合过程中扪及牙是否有震动、移位。如某牙在某种咬合过程中出现牙的震动、移位，则表示在这种咬合过程中该牙有殆干扰。

牙齿的功能性动度：用示指指腹扪上颌牙齿的唇颊侧面，让患者做正中和非正中咬合。根据咬合过程中是否感觉到牙齿动度来判断结果。判断标准如下：

0度：正中咬合及非正中咬合均未感觉到牙齿的动度。

1度：仅正中咬合或非正中咬合能感觉到牙齿的动度。

2度：正中咬合及非正中咬合都能感觉到牙齿的动度。

结果为0度时表示无咬合干扰，1度表示正中咬合或非正中咬合时有干扰，2度表示正中咬合和非正中咬合时均有干扰。但单凭此项检查尚不能确定是否有咬合创伤，还应结合患者的临床表现及相关口腔的影像学检查来明确判断。

（四）X线检查

咬合创伤在X线片上表现为以下几点：

1. 牙周膜增宽　增宽的程度在整个根面不均匀，受压侧牙颈部牙槽嵴处及根尖部的牙周膜增宽更明显。通常伴有根侧方、根尖区、根尖区骨硬板的增厚、中断或消失。

2. 根分叉区低密度影像　根分叉区的牙槽骨是在咬合创伤下最早产生病理性吸收的部位，因此根分叉区或者根尖区的低密度影常可提示患牙可能存在咬合创伤。

3. 垂直型骨吸收　受压侧牙槽骨呈现角形骨吸收；如垂直型吸收发生于颊侧或舌侧，因颊舌面结构影像的重叠而较难观察到，需要仔细观察。如在牙根部出现双层边缘嵴，可表示颊侧或舌侧的牙槽骨吸收或颊侧和舌侧牙槽骨吸收程度不一致。

4. 牙根外吸收　严重者可表现出牙根外吸收。

（五）个别牙𬌗创伤的检查

用适当宽度的两三层咬合纸分别放在被检查牙牙尖的各个斜面上，让患者做正中、前伸和侧方咬合，咬合中出现疼痛点，表示𬌗创伤的存在，该痛点即为𬌗干扰部位。

（六）早接触点及𬌗干扰点的检查

使用咬合纸前要擦干牙面，这样才能在牙面上形成清晰的印记。将薄型咬合纸放在上下牙之间，让患者做正中、前伸及侧方咬合运动，从而在牙面上印留出早接触点或𬌗干扰点。也可在上下牙之间放置蜡片，让患者咬合，如在蜡片上形成个别穿透点，即为早接触点。还可先取研究模型，将𬌗关系转移至𬌗架上，在模型上分析早接触点及𬌗干扰点，然后再在患者口腔内进一步核实及验证。

1. 正中𬌗 嘱患者坐好并放松下颌，上下颌牙微分开，然后轻轻闭口，轻咬至上下牙刚接触时即肌位，再紧咬上下牙至牙尖交错位，如肌位与牙尖交错位二者位置不一致，牙有滑动或下颌有偏斜，表示𬌗关系不稳定，可结合患者的感觉确定早接触点的大概位置，再用薄型咬合纸置于可疑牙位处，再从肌位咬至牙尖交错位，从而进一步显示出早接触点的确切位置。

2. 前伸运动及前伸𬌗 将薄型脱色纸放在上下牙之间，让患者从牙尖交错位前伸至上下切牙切嵴相对即前伸𬌗位，检查出干扰其平滑移动的高点，并显示出前伸𬌗时导致前牙非均匀接触的前牙早接触点。在前伸𬌗位时后牙应无接触，如有接触则为𬌗干扰，可用薄型脱色纸或蜡片来检查前伸时后牙有无接触点，也可用牙线或用血管钳夹住玻璃纸条放在后牙区，若前伸时后牙能咬住牙线或玻璃纸，说明该处有后牙𬌗干扰点。

3. 侧方运动及侧方𬌗 嘱患者下颌向一侧运动，先检查工作侧牙是否均匀接触，如有高点即为工作侧早接触，再用牙线或玻璃纸条检查非工作侧𬌗干扰点，当牙咬在工作侧时非工作侧应无接触，如有接触则为非工作侧𬌗干扰点。

𬌗力计以及咬合力分析仪是近年来随着口腔数字化技术的发展应运而生的新型咬合检查设备。它可以通过传感片获取患者咬合数据，分析咬合力分布情况，从而直观地反映咬合过程。目前较为成熟的设备包括 T-Scan 系统和 TeeTester 系统。

三、注意事项

咬合创伤检查是一项复杂而细致的临床工作，需要医患之间有良好的配合，因此检查时医生不能急躁，要和蔼耐心，才能使患者心情放松，逐渐引导其配合医生进行正确的咬合，从而获得准确且满意的临床结果。

（侯建霞）

第八节　食物嵌塞检查

食物嵌塞是常见的临床症状，也是龋病和牙周病常见的局部促进因素之一。食物嵌塞不仅会对局部牙周组织造成机械刺激，也会促进局部菌斑堆积，从而加速牙周破坏并提高罹患邻面龋的风险。

一、分类

根据食物嵌塞的方式不同，食物嵌塞可以分为垂直性嵌塞和水平性嵌塞。

1. 垂直性嵌塞　在对殆牙的咀嚼力作用下，食物从殆面垂直向嵌入两颗邻牙的接触点之间称为垂直性嵌塞。

2. 水平性嵌塞　由于龈乳头退缩，两颗相邻牙齿的龈外展隙空间暴露，进食过程中，颊舌肌肉的力量可以将食物水平向压入暴露的龈外展隙空间内，这种食物嵌塞称为水平性嵌塞。

二、病因

1. 邻牙无正常接触关系　邻牙正常的接触关系可以有效避免垂直性食物嵌塞，各种原因导致的邻接关系不良或丧失，都可能会引起食物嵌塞的发生。

2. 外溢道消失　当牙齿出现重度磨耗时，邻牙之间的点状接触也逐渐变为线状接触，外展隙减小，殆面外溢道也减少甚至消失，这都会增加垂直性食物嵌塞发生的可能。

3. 来自对殆牙的异常殆力　咀嚼运动中，原本正常的邻牙接触关系可能会被对殆牙的咀嚼力量暂时撑开，从而形成食物嵌塞，常见的原因包括充填式牙尖以及上颌末端磨牙所承受的远中向力量。

4. 龈乳头退缩　龈乳头退缩是导致水平性食物嵌塞的主要原因，对有水平性食物嵌塞的患者，要注意观察龈乳头退缩的部位和程度。

第九节　牙周炎影像学检查

一、常规X线检查

通过常规X线片来了解牙周病变中牙槽骨的破坏、牙周膜及牙根的情况等。

（一）适应证

牙周临床或临床研究需评价牙槽骨、牙周膜及牙根情况者。

（二）方法

牙周炎X线检查中常用的X线片为根尖片、𬌗翼片、全口曲面体层片等。如进行牙周系统检查和治疗，最好拍摄全口牙根尖片，共14张。如为相对早期病变，后牙可采用𬌗翼片观察牙槽嵴顶的早期吸收。全颌曲面体层片也可用于牙周系统检查中的X线检查，但因在此类片中牙及牙周组织常被放大，且常与其他组织结构影像重叠，其精确性较全口牙根尖片要差些。另外，可采用定位X线片数字减影技术来评价牙槽骨吸收的量以及治疗后的变化。

（三）观察内容及结果判断

1. 牙槽骨高度　正常情况下X线片中的骨嵴顶应位于釉牙骨质界的根方 $1 \sim 2$ mm。若骨嵴顶距釉牙骨质界的距离超过2 mm，则为牙槽骨高度降低，说明有牙槽骨吸收。牙槽骨吸收的程度可根据存留骨的高度及牙根长度来判断，可记录牙槽骨吸收占根长的 1/3、1/2、2/3，或记录牙槽骨嵴顶位于根的冠 1/3、中 1/3、根尖 1/3 处。

2. 骨吸收的分布　阅读X线片时，应注意观察全口不同牙位的牙槽骨吸收程度的差异，这是重要的诊断指征。

3. 骨吸收方式　注意区别水平型吸收和垂直型吸收。

4. 骨硬板情况　正常骨硬板清晰而有连续性，在牙周炎、𬌗创伤等状况下，骨硬板可以表现为连续性中断、模糊或消失。静止期或适应性强者骨硬板可有增厚。

5. 牙槽骨密度　应注意观察牙槽骨密度情况。牙槽骨密度降低，说明有牙槽骨吸收变化。

6. 牙槽骨嵴顶情况　观察牙槽骨嵴顶的形态、密度及骨硬板影像是否存在。如前牙牙槽嵴顶变平或凹陷、后牙牙槽嵴顶凹陷呈杯状或角形吸收、嵴顶区密度减低、骨硬板影像模糊或消失，都说明牙槽骨已有吸收破坏。

7. 骨小梁　观察骨小梁的密度及排列方向。

8. 牙周膜间隙　正常时牙周膜间隙均匀而窄，宽度为 0.18～0.25 mm。牙周炎、𬌗创伤等情况下牙周膜间隙增宽。

9. 根分叉病变　观察根分叉区牙周膜间隙有无增宽、骨硬板是否连续、骨的密度、有无透影区。这些方面如有改变则为根分叉病变。

10. 还应注意观察牙冠、牙根的形态，有无牙根吸收、纵裂及其他牙体、根尖周及颌骨的病变。

（四）注意事项

X 线片投照质量、牙及牙槽骨影像在 X 线片上的重叠很大程度上影响了结果的准确性，因此应结合临床检查进行判断，X 线检查不能代替临床检查。

（五）临床意义

牙周病 X 线检查对了解牙周炎骨组织破坏等情况具有重要的参考价值，对于牙周炎的诊断、预后判断、确定牙齿存留、治疗计划制定、疗效观察等均有重要意义。

二、锥形束 CT 检查

近年来锥形束 CT（cone beam CT，CBCT）在口腔领域中的应用越来越广泛，CBCT 可以通过三维视野对牙周组织进行观察，获取常规 X 线检查难以获取的影像学信息。

（一）适应证

1. 观察牙周骨缺损的三维形态，辅助预后的判断和治疗方案的制定。

2. 辅助确定牙根折裂。

3. 观察牙槽骨高度、宽度、密度及周围解剖结构，辅助种植治疗设计。

4. 牙周病学、种植学临床研究。

（二）方法

CBCT 拍摄时，放射源与感光元件置于患者头部两侧相对的位置，两者围绕患者头部同步旋转 180°～360°，生成 180～500 幅影像图片，然后计算机软件利用这些图片进行重建，产生三维图像。由于拍摄时，X 线光束的形状为锥形，这一点有别于传统的扇形束 CT，故得名锥形束 CT。根据检查的范围和目的不同，CBCT 的透照视野也有所区别，一般分为大视野（超过 15 cm）、中视野（5～15 cm）和小视野（5 cm 以下）。透照视野越大，患者受到的放射剂量也就越大。

（三）观察内容

1. 牙周垂直骨缺损的形态　牙周垂直骨缺损的再生治疗效果受到骨缺损的深度、骨吸收的角度以及残留骨壁的数量等因素影响，其中很多信息难以通过二维的 X 线片获取，CBCT 可以通过三维的观察和测量，获取相关信息，辅助手术设计。

2. 根分叉病变的程度和范围　后牙区 CBCT 检查可以获得更准确的根分叉病变信息，辅助预后判断和治疗方案的制定。要注意观察根分叉区域牙槽骨水平向、垂直向破坏的范围，是否已经形成贯通状骨缺损等。

3. 牙根的完整性　牙根折裂或牙骨质撕裂会在局部形成深牙周袋，CBCT 可以检出某些无法在常规 X 线片检出的根裂，辅助明确诊断。要注意从不同断面、不同层次观察牙根的完整性。

4. 根尖周病变　某些牙周－牙髓联合病变难以判断具体感染来源，CBCT 可以更准确地观察牙周骨缺损与根尖周病变的关系，CBCT 还可以辅助发现遗漏根管等根管治疗不完善的问题，从而明确感染源。

5. 无牙区牙槽骨高度和宽度　CBCT 是口腔种植治疗必要的术前检查工具，可以获取术区牙槽骨高度、宽度、骨小梁密度等信息，还可以观察术区附近重要解剖结构的位置，如下牙槽神经管、上颌窦等。

6. 骨开裂、骨开窗，唇侧骨板厚度的测量和评估。

（四）注意事项

虽然 CBCT 检查的放射剂量显著小于常规 CT 检查，但仍大于根尖片等常规 X 线检查，所以 CBCT 并不常规应用于牙周炎患者，只是作为常规影像学检查难以获取必要信息时的辅助检查手段，在检查时也要注意根据检查目的选择合适的视野范围，尽可能减少患者接受到的放射剂量。

（五）临床意义

CBCT 可以作为常规 X 线检查的辅助手段，获取三维影像信息，辅助诊断、预后判断以及治疗方案的制定。

第十节　口气检查

口气也即口臭，是常见的口腔症状之一。口气的主要原因是口腔或身体其他部位产生的挥发性硫化物（volatile sulfur compounds，VSC）随呼吸排出口腔而被他人感知。能被他人感知的口臭是真性口臭，患者自觉口臭但无法被他人感知的口臭为假性口臭。对以口气为主要症状的患者来说，首先要通过嗅觉感官法明确是否为真性口臭，然后还可以用仪器客观测定患者呼气中 VSC 的含量。

一、感官法

也称鼻闻法，是检查者近距离的直接嗅辨患者呼出的气息，并按照臭味程度定级。人呼出的气体中约有数十种成分可导致异味，而现有的仪器只能检测其中少数挥发性物质；但感官法嗅辨的是全口腔的气味，该方法简便易行，是目前诊断口臭公认的金标准。感官法必须由经过培训和校准的医务人员，在严格条件下直接鼻闻。检查者的嗅觉敏感度、检测经验、头的位置、检测环境等因素都可能影响检测结果，所以最好有两位或更多的检查者同时检查。

二、仪器法

1. 硫化物检测仪　只能检测硫化氢和甲基硫醇的总硫浓度，但不能区分两者，也不能检出二甲基硫化物。气体浓度以 ppb（parts per billion）为单位表示。该仪器可在椅旁使用。较多研究表明该仪器结果与感官法有较好的相关性。

2. 气相色谱仪　可定性、定量检测口腔中近 500 种气体成分，包括定量区分 VSC 中的 3 种主要硫化物，灵敏性和特异性都很高，有助于区分非口源性口臭；但体积大、费时、昂贵，不适于临床椅旁应用。与其相似的便携式气相色谱仪，因体积小可在椅旁同时定量检测出 H_2S、CH_3SH 和（CH_3）$_2S$，而适于临床使用。只是该仪器也不能检测硫化物以外的其他致臭物，而人的嗅觉能感受各种异味，这也是为何感官法仍被视为金标准的原因。高浓度的甲基硫醇提示牙周炎，单纯硫化氢升高可能提示口腔卫生差或（和）舌苔因素，而二甲基硫升高主要提示口腔外来源。

第十一节　牙周系统检查

对牙周炎患者的全口牙周状况进行全面检查，并完整记录检查结果的过程，称为牙周系统检查。

一、牙周系统检查的内容

1. 口腔卫生状况　用菌斑指数、牙石指数等指标评价患者口腔卫生状况。为了提高检查效率，系统检查一般不会对每颗牙进行菌斑或牙石的定量检查，而是用"少量""中量""大量"或"+""++""+++"等分级方式对患者全口的菌斑或牙石水平进行粗略评价。

2. 探诊深度和附着丧失　对每颗牙颊舌侧近中、中央和远中合计 6 个位点的探诊深度进行检查和记录，这是牙周系统检查的主要内容，如有必要，也可以同时记录 6 个位点的附着丧失。但在日常检查中，为了提高检查效率，附着丧失的检查常被略去。

3. 探诊后出血及溢脓　牙周袋探查后 30 s 观察牙龈出血情况，用探诊后出血（bleeding on probing，BOP）或牙龈出血指数（bleeding index，BI）对出血状况进行评价并记录。如果某位点有探诊后溢脓，也应该在相应位置进行标记。

4. 牙龈退缩　对于有明显牙龈退缩的位点，应记录牙龈退缩的具体数值，即龈缘到釉牙骨质界之间的距离，用牙周探针进行测量。

5. 牙齿松动　检查并记录每颗牙齿的动度。

6. 根分叉病变　如多根牙的根分叉受到累及，应记录根分叉病变程度，常用 Glickman 分度标准。

7. 咬合状况　如患者有深覆𬌗、对刃𬌗、开𬌗或者反𬌗等错𬌗畸形，应进行相应记录。

8. 牙体牙髓状况　如患者有龋坏、楔状缺损、充填体等牙体牙髓疾病或状况，应进行相应记录。

9. 修复体　如患者有金属冠、烤瓷冠或种植体，应进行记录。对于形态或者边缘不良的修复体，应着重标记。

10. 黏膜状况　检查并记录患者的口腔黏膜病损。

二、牙周检查表的记录

上述检查结果应记录在格式化的牙周检查表中，并存档保存。记录牙周检查表是牙周系统治疗不可或缺的重要环节，治疗前的牙周检查表是诊断和治疗设计的重要依据，治疗后的牙周检查表则用于疗效评估。牙周检查表的记录由检查者和记录者两人完成，两人的默契配合非常重要。记录检查表时，检查者首先要报出缺失牙，记录者要在检查表上进行标记，以免后续记录检查结果出现错位。探诊深度和出血指数检查要按照固定的顺序进行，且记录顺序要与检查顺序一致。一般记录顺序为先检查上牙唇颊侧的探诊深度，从右上最后一颗牙的远中开始，检查者逐个报出每颗牙颊侧 3 个位点的探诊深度，记录者依次记录，直到左上最后一颗牙的远中；然后检查者再以同样顺序报出每颗牙的出血指数，记录者依次记录。第二步检查记录上牙腭侧的探诊深度，从左上最后一颗牙的远中开始，到右上最后一颗牙的远中为止，然后按照同样顺序记录出血指数。第三步检查记录下牙唇颊侧的探诊深度，从右下最后一颗牙的远中开始，到左下最后一颗牙的远中为止，然后按照同样顺序记录出血指数。第四步按照从左下最后一颗牙远中到右下最后一颗牙远中的顺序，检查记录探诊深度和出血指数。前述内容记录完成后，依次检查是否有根分叉病变、牙齿动度如何、是否有牙体牙髓疾病、充填体状况、修复体状况以及咬合状况（图 2-1）。

北京大学口腔医学院牙周检查记录

姓名: 　　　　　　　　　　　　　　　　　　　　　记录时间:

上颌（颊侧朝上）

项目	8	7	6	5	4	3	2	1	1	2	3	4	5	6	7	8
FI			2	2										2	2	
			2													
角化龈宽																
溢脓																
动度																
PLI																
龈缘-CEJ	3	4	2	3	7	2	2		5	1	1	1.5	3			
				2		4			1	1		2	1			
BI	3	3	2	2	1	1	1		2	2	2	2	1		3	
	2	3	1	1	1	1	2		2	1	2	1	2		2	
B / PD	3 ⁵4	3 ⁵4 4	2 2	3 2 2	3 2 3	3 2 3	3 2 3	2 3	3 2 3	3 2 3	2 3 2	3 2 3	2 3 3	2 3 2	3 ⁵5	4 ⁷5
L / PD	⁵3 ⁵5	2 ⁵6	4 2	3 3 2	3 2 3	4 3 3	2 2 3		3 2 3	3 2 2	3 2 3	2 2 3	3 2 3	3 2 2	3 2 ⁵5	2 3
	缺											瓷	瓷		缺	

8　7　6　5　4　3　2　1　　1　2　3　4　5　6　7　8

下颌（舌侧朝上）

项目	8	7	6	5	4	3	2	1	1	2	3	4	5	6	7	8
	缺					缺		缺							缺	
L / PD	⁵2 3	⁴2 3	⁴2	3 2 3	2 2 2	3 2 3		3 2 3	⁵2 3	3 2	⁴2 3	2 3	⁴2 ⁶6	⁴9		
B / PD	3 3	⁴4 3	3 3	2 3 3	2 2 2	2 3 3	2 2	⁴2 2	2 2 2	2 2 2	2 3 3	⁶5 ⁵5	3 ⁵5			
BI	2	2	2	2	1	1		2	1	1	1	1	3		3	2
	1	2	2	1	1	1		2	1	1	1	1			2	1
龈缘-CEJ					1	3		2.5	2							
			2		2	3		5								
PLI																
动度																
溢脓																
角化龈宽																
FI														2	2	
		2												2	2	

图 2-1　牙周检查记录表示例

注：CEJ，釉牙骨质界；PLI，菌斑指数；FI，根分叉病变；BI，出血指数；PD，探诊深度。

三、牙周系统检查的时机

严格说初诊时就应该对每位患者进行牙周系统检查，对患者的原始状态详细加以记录。在实际临床工作中，为了给后续治疗提供临床依据，牙周系统检查一般在洁治后 1 周进行，因为去除大块龈上牙石有利于龈下探诊操作，洁治后 1 周牙龈炎症有所消退，探诊结果更加准确。牙周基础治疗之后对疗效进行评价，也需要进行牙周系统检查。检查的时机应在基础治疗后 6~8 周，因为龈下刮治和根面平整后，牙周结缔组织的愈合需要 6~8 周的时间。过早的牙周探诊评估疗效并不准确，还可能干扰牙周组织的正常愈合。维护期患者最好每年进行一次牙周系统检查。

第十二节 危险因素分析

一、全身危险因素

1. 吸烟 吸烟是牙周病较为明确的危险因素。要注意询问吸烟患者吸烟年限以及每天吸烟量，这些因素都与牙周炎患病风险有关。重度吸烟者（> 10 支 / 天）的牙周病的程度较非吸烟者显著增加，吸烟年限与每天吸烟量（盒）的乘积与牙周炎的患病风险显著相关，戒烟后牙周炎复发风险降低。

2. 糖尿病 糖尿病与牙周炎之间存在双向关系，控制不良的糖尿病是牙周炎的危险因素，牙周感染也会影响血糖水平。对于罹患重度牙周炎的中老年患者，要注意排查糖尿病这一危险因素。

3. 遗传因素 有证据表明某些基因位点的多态性可能牙周炎的患病风险相关，但遗传因素与牙周炎之间是否存在确定关系尚存争议。有一些少见的遗传病会表现出牙周组织的重度破坏。与牙周破坏相关的遗传病包括：周期性或永久性白细胞减少症、白细胞黏附不良综合征、Down 综合征、Chediak-Higashi 综合征、掌跖角化 - 牙周破坏综合征、低磷酸酯酶血症等。对于比较年轻甚至是青少年的重度牙周炎患者要考虑到遗传因素，询问家族成员的牙周状况。

4. 精神压力　有研究发现精神压力可能会促进牙周破坏，对于重度牙周炎患者，如果伴有较为明显的精神压力（比如长期加班、熬夜、经济拮据，或有亲人离世等重大事件等），要注意两者可能存在的关联。

5. 其他全身疾病或状况　HIV 感染、骨质疏松、雌激素水平的变化等全身疾病或状况也可能与牙周炎的患病风险相关。

二、局部危险因素

1. 口腔卫生状况　菌斑是牙周病的始动因素，口腔卫生差往往与牙周破坏程度直接相关。有些患者口腔内可能存在菌斑滞留因素，比如牙石、牙列拥挤，修复体表面光洁度差等，这些因素会增加菌斑清除的难度，加重菌斑堆积。

2. 食物嵌塞　食物嵌塞对牙周组织有机械刺激作用，且会增加局部菌斑定植，是牙周病的常见局部危险因素。

3. 解剖因素　牙齿或牙龈的特定解剖形态可能通过增加菌斑滞留，或影响牙龈与根面之间的附着强度，从而成为牙周病的危险因素。

4. 咬合创伤　在炎症存在的前提下，咬合创伤会加速牙周组织破坏，因此要关注牙周炎患者的咬合状况。对于比较局限的重度牙周破坏，要注意检查患者双侧的咬合力量是否均衡、牙周破坏的局部是否存在正中咬合高点，以及前伸和侧方咬合干扰。需要注意的是咬合的治疗干预应该在牙周炎症控制之后进行。

5. 医源性因素　口腔医师在修复和正畸治疗过程中都应该有牙周健康意识，不规范的修复和正畸治疗都有可能会成为牙周病的局部危险因素。不良的修复体形态、龈下过深的修复体边缘、修复体或充填体边缘不密合甚至出现悬突都容易导致局部菌斑的滞留。在完善的牙周治疗前就进行正畸治疗会加重原有牙周病的进展，正畸托槽和弓丝的存在会成为菌斑滞留因素，设计不良的正畸治疗则可能造成不稳定的咬合关系，导致咬合创伤。

三、危险因素的综合评定

牙周炎的发生发展受到多种局部和全身因素的影响，对牙周炎患者进行危险因素分析有利于理解患者的病情进展，对于判断预后有重要临床意义。Lang 和 Tonetti 曾经设计了牙周风险评估模型（Periodontal Risk Assessment，PRA），用来评价患者牙周病进展的风险（图 2-2），模型中包括了 6 个与牙周炎预后相关的危险因素，分别是：

1. 探诊后出血（BOP）阳性位点的百分比。

2. PD ≥ 5 mm 位点数。

3. 缺失牙数。

4. 骨吸收与年龄的比值（用牙周破坏最严重的一颗牙的骨吸收占根长的百分比值除以患者的年龄，如 25 岁患者，骨吸收占根长50%，则这一比值为 50/25，结果为 2）。

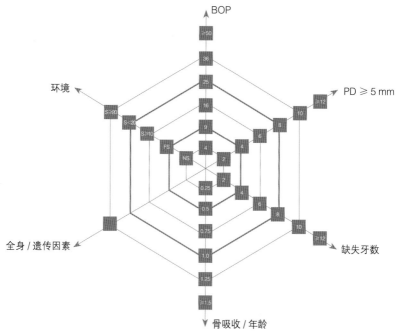

图 2-2　牙周炎风险评估模型（Lang 和 Tonetti 设计）

5. 是否患有糖尿病。

6. 吸烟状况（是否吸烟，如果吸烟的话每天吸烟的支数）。

其中 BOP 阳性位点百分比反映的是牙龈炎症水平，PD ≥ 5 mm 位点数、缺失牙数和骨吸收与年龄比值反映的是牙周破坏的程度和速度，而糖尿病和吸烟则是与牙周病关系最密切的全身因素。6 个因素描述为从一点向 6 个方向发出的矢量轴，患者每个因素的具体值落在矢量轴的相应位点，用 6 个位点围成的图形面积来评估患者牙周病进展的风险，面积越大则风险越高。国内吕达等学者对这一模型进行了改良，最主要的改变是把 BOP 阳性位点百分比替换为 BI > 2 的位点百分比，把 PD ≥ 5 mm 位点数替换为 PD ≥ 6 mm 位点数。调整后的模型更适合中国国情，可以更好地预测侵袭性牙周炎的远期预后。

第十三节　种植体相关检查

随着口腔种植治疗的不断普及，很多患者口腔内都有种植修复体，在对天然牙进行牙周检查的同时，种植体周状况的检查和评价同样不可忽略。

一、种植修复体检查

1. 修复体的稳定性　正常的种植修复体应当是稳定的，固位螺丝的松动会导致修复体松动，这种情况在螺丝固位修复体中更为常见。松动修复体与修复基台之间的缝隙会出现菌斑滞留，导致种植体周围软组织炎症，如果发现修复体松动，要拍摄 X 线片，明确是修复体松动还是种植体松动。

2. 修复体的完整性　崩瓷、螺丝孔封闭树脂脱落是比较常见的种植修复体并发症。如果崩瓷累及邻面接触区，会导致食物嵌塞，增加发生种植体周生物学并发症的风险。

3. 邻接关系及咬合评价　种植体形成骨结合后不可移动，而周围天然牙的位置却随着牙齿殆面和邻面的磨耗在不断发生变化，所以种植修复体与邻牙的邻接关系以及与对颌牙的咬合关系也处在不断变化之中。检查时要用咬合纸评价正中及侧方咬合关系，用牙线评价邻牙接触关系。如果有咬合干扰点，要进行必要的调𬌗；如果邻面接触关系丧失，且出现严重的食物嵌塞，必要时要重新制作修复体。

二、种植体周卫生状况及黏膜炎症

菌斑仍然是种植体周疾病的始动因素，因而对种植体周卫生状况进行评价是检查的重要环节，检查时要观察种植修复体及基台表面是否有菌斑、软垢堆积及牙石形成。健康的种植体周黏膜与健康牙龈的表现类似，颜色粉红且质地坚韧，无出血及溢脓表现，当种植体周黏膜的颜色、形态和质地发生变化，或出现出血和（或）溢脓时，提示局部存在炎症。

三、种植体周探诊检查

有学者认为探诊检查会破坏种植体周软组织封闭，其实这是个误区。塑料探针或普通牙周探针都可以用于种植体周探诊检查，研究证实用普通的牙周探针，以 0.25 N 的力量进行种植体周探诊，并不会带来不可逆的软组织损伤，黏膜封闭会在 5 天后完全恢复到探诊前的状态。探诊检查是明确种植体周疾病诊断不可或缺的重要环节。探诊检查的内容主要包括探诊后出血和探诊深度两个内容。

1. 探诊后出血（BOP） BOP 是反映种植体周炎症状况的敏感指标，健康的植体周组织 BOP 应该为阴性。需要注意的是，2018年发布的牙周病和种植体周疾病国际新分类中提到，健康的种植体周组织也有可能由于探诊检查的机械损伤而产生点状出血，所以对点状的探诊后出血要慎重解释。Mombelli 等提出了改良龈沟出血指数，用于对种植体周探诊后出血的程度进行分级。0 ＝探诊后无出血，1 ＝探诊后有分散的点状出血，2 ＝探诊后出血在沟内呈线状，3 ＝重度或自发出血。除探诊后出血外，炎症状态下的种植体周组织还会出现探诊溢脓，即便是在疾病的早期也可能出现探诊溢脓，这一点有别于牙周病。

2. 探诊深度（probing depth，PD） PD 是诊断种植体周疾病的重要指标，健康种植体周 PD 一般不超过 4 mm。与牙周 PD 不同，种植体周 PD 会受到种植体类型、植入深度等多因素的影响，所以修复后基线的 PD 是更重要的参考指标。PD 与基线水平一致是诊断种植体周健康的标准之一，PD 显著高于基线则提示局部很可能存在炎症。如果没有基线资料，PD ≥ 6 mm 结合 3 mm 以上的骨吸收也可以诊断种植体周炎。

四、X 线检查

种植体周骨高度是鉴别种植体周黏膜炎和种植体周炎的重要指标，而 X 线检查是评价种植体周骨水平的常用方法。种植体修复完成后第一年，骨嵴顶会有轻度改建，但高度降低不会超过 2 mm，此后骨高度趋于稳定。骨嵴顶改建的程度还与种植体类型以及植入深度等因素相关。因此，确定骨吸收到底是骨改建的结果，还是由种植体周炎造成的，关键是要有修复后基线以及修复后 1 年的 X 线片，长期复查的 X 线片与这些资料对比才能做出更准确的判断。如果没有基线资料，目前的专家共识认为可以把骨吸收超过 3 mm 作为种植体周炎的诊断标准。

种植体周 X 线检查最简单有效的方法是拍摄根尖片，为了减少失真，最好选择平行投照技术，X 线片中的种植体螺纹应该清晰可见。分角投照根尖片如果能看到清晰的螺纹，也具有良好的参考价值，因为可以用已知的种植体螺纹间距和 X 线片中的螺纹间距比值计算 X 线片的放大率，从而对种植体周骨吸收的测量值进行校准，得到相对准确的骨吸收程度。CBCT 容易在种植体周围产生伪影，对判断准确的骨嵴顶位置造成影响，因此目前一般不作为评价种植体周骨水平的常规方法。

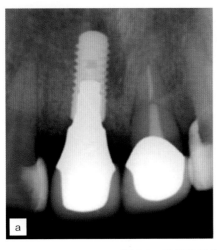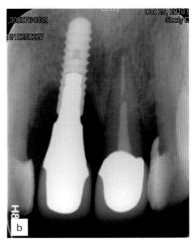

图 2-3　种植体周炎导致的骨吸收

a. 修复后 X 线片示种植体周无明显骨吸收，b. 3 年后 X 线片示种植体颈部骨吸收

第十四节　常用实验室检查

一、菌斑检查

（一）目的

　　牙菌斑中的一些微生物是龋病或牙周病的致病菌。如龈上菌斑中的变形链球菌属、乳酸杆菌以及口腔放线菌等是龋病的重要发病因素，而龈下菌斑中的牙龈卟啉菌、伴放线聚集杆菌、福赛类杆菌、螺旋体等则与牙周病密切相关，因此菌斑细菌的检查有助于诊断疾病、判断病变活动和治疗效果。

（二）适应证

　　1. 革兰氏染色法用于区分革兰氏阳性菌和革兰氏阴性菌。

　　2. 观察细菌形态和构成比可用刚果红负染色法或暗视野显微镜和相差显微镜法。

　　3. 检测某些特定菌可用免疫荧光、DNA 探针、聚合酶链反应等方法。

4. 酶检测法，如检测牙龈卟啉菌、福赛类杆菌、螺旋体可采用特异的 BANA 法检测胰蛋白酶样酶。

（三）染色法检查菌斑

1. **取材**　取龈上菌斑时，漱口后用探针刮取龈上菌斑（注意不要探入龈沟内），置于干净载玻片上的生理盐水中混匀成均匀薄膜。坏死性龈炎应取牙间乳头顶端坏死物及菌斑。取龈下菌斑时，用探针尽量去除龈上菌斑，局部干燥，隔离唾液，用消毒取菌环或刮治器探入龈袋或牙周袋内紧贴牙面取出（注意避免带上唾液或龈上菌斑），置于载玻片上生理盐水中混匀。

2. **染色**

（1）革兰氏染色法

1）碱性苯胺染料（结晶紫 2.8 g 溶于 95% 酒精 20 ml 中，加 1% 草酸铵水溶液 800 ml 混合而成）染色 1 min。

2）碘液（碘化钾 2 g 溶于 100 ml 蒸馏水，再加碘 1 g，徐徐加蒸馏水至 300 ml 而成）媒染 1 min。

3）95% 乙醇脱色 30 s。

4）复红（碱性复红 0.4 g 溶于 95% 酒精 10 ml 中，与 5% 石炭酸溶液 90 ml 混匀，加入蒸馏水 900 ml 即成）复染。

此法可将所有细菌分为两大类。凡能固定结晶紫与碘的复合物而不被乙醇脱色，仍保留紫色的，称为革兰氏阳性菌；凡能被乙醇脱色，再经复染为红色的细菌，称为革兰氏阴性菌。

（2）刚果红负染色法

1）于清洁玻片一端加 2% 刚果红 1 滴（不用生理盐水）。

2）加入菌斑形成均匀的薄涂片。

3）自然干燥，存放待检。

4）浓盐酸熏蒸待涂片呈深蓝色后，油镜下检查。

计数方法同暗视野显微镜法。

（四）暗视野显微镜或相差显微镜检查法

此法用于观察龈下菌斑中生活的螺旋体和能动菌的百分比，若螺旋体和能动菌超过 15%，则指示牙周感染较重。

1. 将取出的龈下菌斑立即放入含 1% 明胶的 0.85% 无菌盐水快速搅动后，用接 7 号针头的注射器将上述菌液反复抽推 10 次，以打散菌斑。

2. 取推吸后的菌液 1 滴，置洁净载玻片上，放盖玻片并加压，滤纸吸去多余液体，于暗视野或相差显微镜下观察（菌体在黑暗的视野中发亮）。

3. 计数时任选 10 个视野，数 100 个菌。所见微生物按形态可归为 4 类：球菌和直杆菌、螺旋体、能动菌和其他形态菌（包括梭状菌、丝状菌和弯曲菌等）。

观察活菌应在涂片后 1 h 内观察完毕，需将能动菌的运动与布朗运动或液体流动引起的运动区别开。

二、血液检查

（一）目的

牙周病与全身健康关系密切，牙周治疗前进行必要的血液检查可以明确患者的全身状况，有助于患者的诊断、危险因素分析及治疗方案的制定，降低治疗过程中出现并发症的风险。

（二）适应证

1. 牙龈自发出血或刺激性出血量大，不易自止的患者，需要通过血液检查除外血液疾病。

2. 服用抗凝血药物且伴有牙龈出血不易自止的患者，需要通过血液检查明确凝血状况。

3. 乙型肝炎（乙肝）、丙型肝炎（丙肝）、梅毒或 AIDS 等传染病患者，需要通过血液检查明确疾病程度及传染性。

4. 患有糖尿病或肝、肾功能不全等慢性病患者，需要通过检查明确全身状况。

5. 牙周破坏严重或进展速度快，与局部因素不相符的患者，或牙龈出现异常肥大、坏死、溃疡等与典型牙周病表现不符的患者，需要通过血液检查除外全身疾病背景。

6. 所有牙周手术之前的常规血液检查。

（三）检查项目

1. 血细胞分析 因为有些血液疾病可以表现为牙龈出血、肥大增生等与牙周病相类似的症状，血细胞分析的主要目的是针对这些症状进行鉴别诊断，除外血液疾病。需要关注的指标包括白细胞计数和分类、血小板计数等，对于上述项目检查结果显著超出正常范围的患者，不要进行有创牙周治疗，要及时转诊至综合医院进行进一步检查。白细胞计数是反映身体炎症负荷的常用指标。有研究发现，重度牙周炎患者的外周血白细胞，尤其是中性粒细胞的计数和百分比较牙周健康者有所升高，说明牙周炎不仅是局部感染，还会增加全身的炎症水平，提示牙周炎对全身健康可能存在影响。但由于牙周炎患者外周血白细胞增加的幅度不高，且一般仍在正常范围内，所以白细胞计数并不常规作为评价牙周炎症水平的指标，而仅限于科学研究。

2. 凝血功能分析 患有血液疾病或服用抗凝药物的患者可能出现凝血功能异常。凝血功能分析的主要指标包括凝血酶原时间（PT）、活化部分凝血酶原时间（aPTT）、纤维蛋白原（FIB）、凝血酶时间（TT）、国际标准化比率（INR）等。对于凝血功能出现异常的患者，应先咨询血液科医生，再确定牙周治疗计划。需要说明的是，服用抗凝药物的患者并不一定出现凝血功能异常，即便某些指标超出正常范围，作为口腔医生也没有资质建议患者停药，而是应该遵循血液科医生的建议，以免出现停药后的心脑血管意外。

3. 血清生化检查 详见第十五节。

三、病理检查

（一）目的

对于发生于牙周软硬组织的病损，常规临床检查不能明确其病变性质，必要时需借助组织病理检查明确诊断，确定治疗方案。

（二）适应证

1. 发生于牙龈的瘤样、肉芽肿样或溃疡等病损，结合病史和临床检查难以做出明确诊断者。

2. 发生于牙周骨组织中的囊肿样病损需要明确病变性质，牙周病损中的硬组织残片需要明确组织来源。

（三）禁忌证

白血病是牙周组织活检的禁忌证，某些白血病患者会表现为牙龈肥大。对于牙龈肥大患者，病损与炎症性肥大不相符，且伴有全身症状者，要行血常规分析排除恶性血液系统疾病，才能考虑活检。如果所有牙周手术前都能够进行血液检查，就可以杜绝白血病患者误行活检的风险。

（四）操作流程

1. 术前检查和治疗 术前应常规行血常规分析、凝血功能分析、血清生化检查，除外常规牙周手术禁忌证。对于伴有明显炎症的病损，建议术前行牙周基础治疗，尽可能控制炎症后再行活检，其目的一是减少术中出血，二是避免组织镜检时大量非特异炎症细胞掩盖特异性病理表现。

2. 获取标本 常规消毒铺巾，局部麻醉（局麻）下操作，对于面积较小且边界清晰的病损，应将其完整切除，切口应在病损边缘外 2 mm 左右，深度达到骨面，以免残留病变组织。对于范围较大或边界不清晰的病损，可以切取部分病变组织进行病理检查。如果病损中心组织伴有明显的炎症或坏死，建议切取病变边缘组织，即病损区域与周围健康组织交界处，这样更容易观察到特征性的组织学改变。

3. 标本送病理 将切取的病变组织保存于 10% 甲醛（福尔马林）溶液，完整填写病理检查申请单，及时送交病理检查。

第十五节 常用血清生化指标

一、血糖、糖化血红蛋白

糖尿病与牙周炎之间存在双向关系，对糖尿病患者或者可疑糖尿病患者，在牙周治疗前应检查其空腹血糖和糖化血红蛋白（HbA1c）。HbA1c 能反映 3 个月内血糖的平均水平，比空腹血糖水平更稳定。一般情况下，空腹血糖 < 7.0 mmol/L，HbA1c < 7.5% 可以作为血糖控制良好的标准。

二、血脂相关指标

有证据表明，牙周炎与血脂代谢异常有关。相比牙周健康者，牙周炎患者血清甘油三酯和低密度脂蛋白胆固醇水平升高，高密度脂蛋白胆固醇水平降低，且这些指标的变化与牙周探诊深度相关。

三、肝肾功能相关指标

肝和肾是人体重要脏器，如果存在功能异常会对牙周治疗造成影响。肝功能指标主要包括谷丙转氨酶、谷草转氨酶以及胆红素水平，肾功能指标主要包括血清尿素氮、血肌酐水平和肌酐清除率。对于肝肾功能指标显著超出正常范围的患者，应先到综合医院就诊，病情控制后再进行牙周治疗。需要注意的是，大多数药物经肝、肾代谢，肝肾功能异常的患者应慎用全身抗生素治疗，如果必须使用最好经过内科医生同意。

四、炎症相关指标

现有证据表明，牙周感染不仅会造成局部支持组织破坏，还会提高全身炎症水平。血清生化项目中，与炎症相关的主要是 C 反应蛋白。有研究结果显示，重度慢性牙周炎患者及侵袭性牙周炎患者外周血 C 反应蛋白水平显著高于牙周健康者。此外还有研究发现侵袭性牙周炎患者血清白蛋白与球蛋白比值（白球比）低于牙周健康者，这可能是血清中免疫球蛋白，尤其是针对牙周致病菌的 IgG 水平升高的结果。牙周炎患者的这些指标虽然高于牙周健康者，但一般并不超出正常范围，所以并不常规用于评价牙周炎症水平，多限于科学研究。

五、传染病相关指标

由于牙周治疗所用的器械设备会产生喷雾，对周围空气环境产生影响。患者在牙周治疗前应进行必要的传染病筛查，主要项目包括乙肝表面抗原、丙肝病毒抗体、梅毒螺旋体抗体以及 HIV 抗体检查。处于传染病活动期的患者应暂缓牙周治疗，建议到传染病专科医院诊治，病情得到有效控制后再酌情进行必要的牙周处理。

　　总之，牙周病与全身健康密切相关，有些全身疾病会促进牙周破坏的发生、发展，牙周感染也会对某些全身疾病和状况产生影响。牙周炎患者应注意排查全身疾病，必要时进行血清生化检查，检查结果异常的患者要先到综合医院进行进一步检查治疗，待全身状况稳定后再行牙周治疗。

（释栋）

第二篇 | 疾病篇

第三章

牙龈病

第一节　菌斑性龈炎

菌斑性龈炎是仅与牙菌斑有关的牙龈炎，又名慢性龈炎、边缘性龈炎、单纯性龈炎，是牙龈病中最常见的疾病。儿童、成人均可患病，我国成人的患病率达 70% 以上。

【病因】

长期堆积在龈缘附近牙面上的菌斑是牙龈炎症最重要的始动因子。其他局部因素如牙石、不良修复体、食物嵌塞、口呼吸等，可加重菌斑的堆积，加重牙龈炎症。

【临床表现】

刷牙或咬硬物时牙龈出血是患者就医的常见症状。

轻度牙龈炎只侵犯游离龈和龈乳头，严重者可波及附着龈，牙龈颜色鲜红或暗红；龈缘变厚，龈乳头圆钝，光亮、点彩消失；牙龈质地松软、脆弱，缺乏弹性。探诊后牙龈出血，刺激后出血。由于牙龈的炎性肿胀，龈沟深度可超过 3 mm，但龈沟底仍在釉牙骨质界（CEJ）处或其冠方，无附着丧失，X 线片显示无牙槽骨吸收。龈沟液量较健康牙龈增多（图 3-1）。

【诊断】

1. 牙龈的色、形、质发生上述改变。

2. 形成假袋，无附着丧失，无牙槽骨吸收。

【鉴别诊断】

菌斑性龈炎需与早期牙周炎鉴别，鉴别点为是否有附着丧失。

应仔细检查牙齿有无附着丧失，尤其是邻面有无附着丧失，拍殆翼片观察有无早期的牙槽嵴顶吸收。

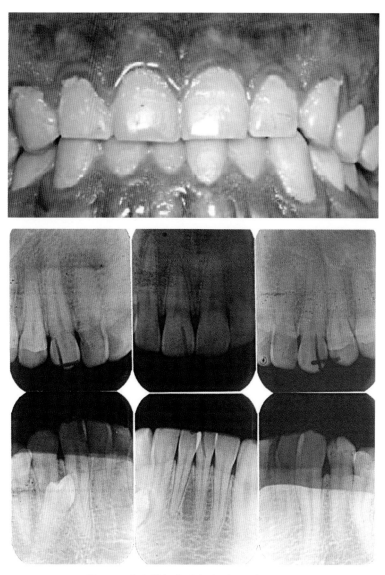

图 3-1 菌斑性龈炎（赵亦兵医师提供）

【治疗原则】

1. 口腔卫生宣教。

2. 洁治 去除一切造成菌斑滞留和刺激牙龈的因素。

3. 洁治后探诊深度仍有 4 mm 及以上，需行龈下刮治。

4. 定期维护。

牙龈炎是可逆的，只要彻底去除病因，清除牙石，控制菌斑，牙龈炎症可在数天至 1 周内消退、色、形、质恢复正常。牙龈炎是可预防的，坚持每天彻底地清除牙菌斑能防止牙龈炎的发生或复发。

第二节　青春期龈炎

青春期龈炎为非特异性的慢性炎症，是青春期最常见的龈病。

【病因】

青春期龈炎与牙菌斑和内分泌有关。青春期牙龈对局部刺激的反应加重，牙龈炎症加重，色红，水肿，肥大。成年后，即使局部刺激因素存在，牙龈的反应程度也与青春期不同。

【临床表现】

青春期龈炎在青春期发病。炎症累及边缘龈和龈乳头。其明显的特征是龈乳头肥大，牙龈色、形、质的改变以及牙龈出血与普通炎性龈病相同。牙龈肥大、发炎的程度超过局部刺激的程度，易于复发（图 3-2）。

【诊断】

1. 青春期发病。

2. 有牙龈肥大和其他色、形、质变化的临床表现。

3. 牙龈肥大、发炎的程度超过局部刺激的程度。

【治疗原则】

1. 口腔卫生宣教，控制菌斑。

2. 控制菌斑，龈上洁治，必要时行龈下刮治和根面平整。

3. 改正不良习惯，纠正不良修复体或不良矫正器。

4. 经上述治疗后仍有牙龈外形不良、呈纤维性增生者可行牙龈

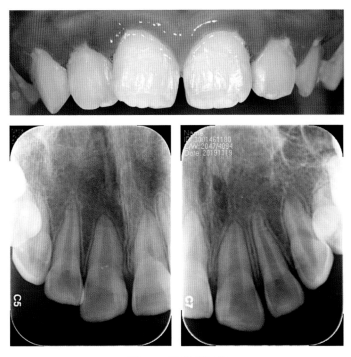

图 3-2 青春期龈炎

切除术或牙龈成形术。

第三节 妊娠期龈炎

妊娠期龈炎是妊娠期牙龈发生的非特异性、多血管的、有大量炎症细胞浸润的炎症。

【病因】

妊娠期龈炎与牙菌斑和妊娠期激素水平变化有关。妊娠本身不会引起龈炎，只是由于妊娠时性激素水平的改变，使原有的慢性炎症加重。研究表明，牙龈是雌性激素的靶器官，妊娠时雌激素水平增高。龈沟液的雌激素水平也增高，使牙龈毛细血管扩张、淤血，炎症细胞和液体渗出增多。有学者报告，雌激素和黄体酮参与调节牙龈中花生四烯酸的代谢，这两种激素刺激前列腺素的产生。

有学者发现中间普氏菌与妊娠期龈炎有关，中间普氏菌在菌斑中的比例与血浆中雌激素和黄体酮水平有关，因此妊娠期牙龈炎症的加重可能由菌斑成分的改变造成。

【临床表现】

妊娠期妇女的菌斑指数可保持相对无改变。妊娠期的牙龈疾病主要表现为：

1. 妊娠期龈炎　龈缘和龈乳头色鲜红，质地松软，光亮，极易出血（图3-3）。

2. 妊娠期龈瘤　牙间乳头出现局限性反应性增生物，有蒂或无蒂，生长快，色鲜红，质松软，易出血。易发生在孕3月至孕9月（图3-3和图3-4）。

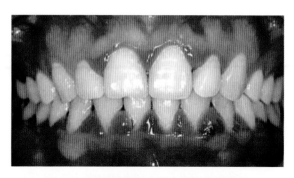

图3-3　妊娠期龈炎（胡文杰医师提供）

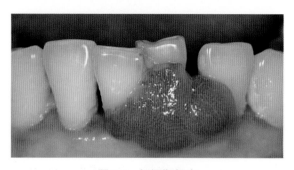

图3-4　妊娠期龈瘤

妊娠期龈瘤组织病理学表现似血管瘤，血管多，血管间的纤维组织可有水肿及黏液性变，并有炎性细胞浸润。

【诊断】

1. 孕妇，且妊娠期牙龈炎症明显加重。

2. 特征明显的牙龈炎表现　龈缘和龈乳头色鲜红，质地松软，光亮，极易出血。

3. 发生在妊娠期的龈瘤表现。

【治疗原则】

1. 细致的口腔卫生宣教，控制菌斑。

2. 洁治，并除去一切局部刺激因素（如不良修复体等）。

3. 手术切除妊娠期龈瘤　一般认为分娩后病变可退缩，对一些体积较大妨碍进食的妊娠期龈瘤可在妊娠 4~6 个月时切除。

4. 在妊娠前治疗牙龈炎和牙周炎，并接受口腔卫生指导，以预防妊娠期龈炎和妊娠期龈瘤。

第四节　药物性牙龈肥大

药物性牙龈肥大是指长期服用某些药物而引起的牙龈纤维性增生和体积增大，以前称为药物性牙龈增生。

【病因】

与药物性牙龈肥大有关的 3 类常用药物是：①抗癫痫药物——苯妥英钠；②免疫抑制剂——环孢素；③钙离子通道阻断药，如硝苯地平、维拉帕米等。

菌斑引起的牙龈炎症可能促进药物性牙龈肥大的发生。长期服用上述药物，可使原来已有炎症的牙龈发生纤维性增生。有研究表明牙龈增生的程度与原有的炎症程度和口腔卫生状况有明显关系。

【临床表现】

药物性牙龈肥大好发于前牙（特别是下颌），初起为龈乳头增大，继之扩展至唇颊，大多累及全口牙龈。肥大牙龈可覆盖牙面。病损开始时，牙龈点彩增加并出现颗粒状和球状突起，继之表面呈结节状、球状、分叶状，色红或粉红，质地坚韧。口腔卫生不良、𬌗创伤、龋齿或不良充填体能加重病情。无牙区不发生病损（图 3-5）。

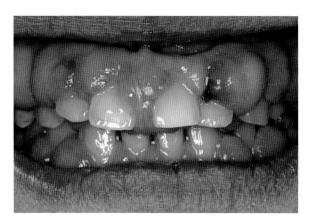

图 3-5　药物性牙龈肥大

【诊断】

1. 患者有癫痫、高血压，或接受过器官移植，有上述 3 类药物的服药史。

2. 增生起始于龈乳头或龈缘，表面呈小球状、分叶状或桑葚状，质地坚实，略有弹性。牙龈色泽多为淡粉色。

3. 若合并有炎症则有龈炎的临床表现。

【治疗】

1. 去除局部刺激因素　龈上洁治、龈下刮治和根面平整去除菌斑、牙石，消除菌斑滞留因素。

2. 口腔卫生宣教　指导患者掌握菌斑控制的方法。

3. 手术治疗　对于牙龈增生明显的患者，虽经上述治疗，增生的牙龈仍不能完全消退者，可采用牙龈切除及成形的手术治疗。

4. 牙周维护治疗以减少复发。

第五节 牙龈纤维瘤病

牙龈纤维瘤病可为特发性或遗传性，又名家族性或特发性牙龈纤维瘤病。也可能与罕见的综合征和其他疾病有关。本病易复发。

【病因】

本病有明显遗传倾向，通常为常染色体显性遗传，也可有常染色体隐性遗传；但也有非家族性的病例，称为特发性纤维瘤病。

【临床表现】

牙龈增生严重，通常波及全口。可同时累及附着龈、边缘龈和龈乳头，唇舌侧牙龈均可发生，覆盖牙面2/3以上，以致影响咀嚼，妨碍恒牙萌出。增生的牙龈表面呈结节状、球状、颗粒状。颜色粉红，质地坚韧。无明显刺激因素。增生组织随牙齿脱落而缩小或消退（图3-6）。

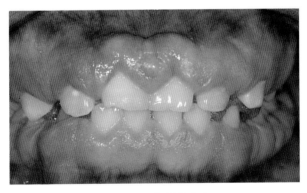

图 3-6 牙龈纤维瘤病

本病可伴巨颌症、眶距过宽症、多发性毛细血管扩张、多毛综合征等。

【病理检查】

牙龈固有层纤维组织特征性增生，相对无血管，偶有幼稚的成纤维细胞。纤维束间炎症细胞少。龈上皮增生，表面角化或不全角化，钉突明显。龈沟表面和龈表面可有炎性浸润。

【诊断】

1. 发生于萌牙以后，波及全口牙龈。

2. 牙龈颜色正常，坚实，表面光滑或结节状，点彩明显（结缔组织中充满粗大的胶原纤维束和大量的成纤维细胞）。

3. 萌牙困难。

4. 可有家族史。

【鉴别诊断】

本病应与药物性牙龈肥大、青春期或妊娠期有关的牙龈增生鉴别。无家族史的牙龈纤维瘤病需排除上述病变方可诊断为特发性牙龈纤维瘤病。青春期或妊娠期有关的牙龈增生发生于特定人群；药物性牙龈肥大有长期服药史，主要累及龈乳头及龈缘，增生程度相对居中。龈纤维瘤病多毛综合征的特征为牙龈进行性过长，伴明显的多毛，智力减退、颅变形，偶有男子女性型乳房。

【治疗】

1. 清除局部刺激物　龈上洁治、龈下刮治和根面平整去除菌斑、牙石，指导患者学会菌斑控制。

2. 手术切除　肥大的牙龈可采用内斜切口式的翻瓣术兼做牙龈切除，以保留附着龈，并缩短愈合过程。若龈增生过厚、过大，可先做水平龈切除，再采用内斜切口。

3. 牙周维护　控制再次发生牙龈增生的速度。

第六节　坏死性溃疡性龈炎

本病又称急性坏死溃疡性龈炎，最早由 Vincent 报告，故称 Vincent（奋森）龈炎。病变累及牙龈组织，无牙周附着丧失。如果病变导致附着丧失则应称坏死性溃疡性牙周炎，病变超过膜龈联合则称坏死性口炎。如在急性期疾病未得到适当治疗或控制，组织破坏速度转缓，坏死组织不能彻底愈合，则转为慢性坏死性病变。主要发生在青壮年、较贫困地区和国家的营养不良或患传染病（如麻疹、痢疾、水痘）的儿童中。

【病因】

由于口腔内原已存在的梭形杆菌和螺旋体大量增加和侵入组织，直接或间接地造成牙龈上皮及结缔组织浅层的非特异性急性坏死性炎症。有报告称患处中间普氏菌的数目增多。另外本病常发生于考试期的学生及精神紧张、过度疲劳的患者，可能因皮质激素过多分泌和自主神经的影响，改变了牙龈的血液循环、组织代谢以及唾液流量等，使局部抵抗力下降。一些营养不良、患消耗性疾病（如癌症、血液病）或免疫功能低下的患者易发生本病。另有报告称发病者多有吸烟嗜好。

【临床表现】

1. 症状　坏死性病损起病急，疼痛明显。牙龈重度疼痛往往是患者求医的主要原因，但是在病损初期阶段坏死区少和小，疼痛中等。牙龈自发出血以及轻微接触即出血，腐败性口臭等也是该病的主要症状。重度患者可发生颌下腺肿大和触痛、唾液增多、颌下淋巴结肿大、低热等。

2. 体征　最初病损常见于下前牙的龈乳头区，乳头肿胀圆钝，色红，个别牙间乳头的顶端发生坏死，使龈乳头中央凹下如火山口状，上覆灰白色污秽的坏死物。轻症者龈乳头红肿，外形完整，易与牙龈炎混淆。若病变迅速扩展至邻近乳头及边缘龈，则龈缘呈虫蚀状，表面覆坏死假膜，易于擦去，一般不波及附着龈。在坏死区和病变相对未累及的牙龈区常有一窄的红边为界。坏死性牙周病损很少有深袋，因为广泛的牙龈坏死常与牙槽骨的丧失一致。疾病进展迅速，常导致小块或大块牙槽骨坏死，这种状况尤其见于免疫缺陷患者，如 AIDS 患者（图 3-7）。

3. 细菌学检查　病变坏死区涂片可见大量的梭形杆菌和螺旋体。

【诊断】

1. 起病较急，病变发展迅速，龈缘呈现虫蚀状坏死。

2. 牙龈自发痛、触痛。

3. 牙龈自发出血。

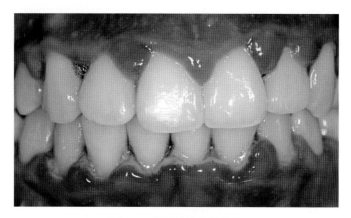

图 3-7　坏死性溃疡性龈炎

4. 口臭明显。

5. 其他　唾液黏稠、淋巴结肿大、低热、疲乏等。

6. 坏死区涂片可见大量的梭形杆菌和螺旋体。

【鉴别诊断】

本病应与疱疹性龈口炎和急性白血病鉴别。疱疹性龈口炎为病毒感染，多发生于幼儿，牙龈充血一般波及全部牙龈而不局限于龈乳头和边缘龈，还常侵犯口腔黏膜其他部位或唇周组织，典型病变为多个小疱，破溃并形成小溃疡，但无坏死。急性白血病本身不会引起坏死性溃疡性龈炎，但可由于患者抵抗力降低伴发本病，血常规检查有助于诊断。

【治疗原则】

1. 急性期　初步洁治去除大块结石，3% 过氧化氢液擦洗及含漱清除坏死组织。重症者口服甲硝唑，每日 3 次，每次 0.2 g，服 3 天一般可控制病情。可全身给予维生素 C 等支持疗法。

2. 急性期过后的治疗原则同菌斑性龈炎。

第七节　白血病龈病损

白血病是造血系统的恶性疾病，原因不明。各型白血病均可以出现口腔表征，牙龈是最易侵犯的组织，尤以急性型症状更为明显。不少白血病病例的早期诊断是由口腔科医生做出的，或是在拔牙过程中、洁治术后发现出血不止而进一步确诊的，所以要高度重视牙龈病损。

【临床表现】

1. 儿童及青年患者起病较急，表现为乏力、不同程度发热，热型不定，有贫血及显著出血现象。

2. 口腔表现多为牙龈明显肿大，波及龈乳头、边缘龈和附着龈，外形不规则呈结节状，颜色暗红或苍白，为白细胞大量浸润所致；也有增生不明显的病例。

3. 牙龈和黏膜自发出血，且不易止住。

4. 有的牙龈发生坏死，有自发痛、口臭、牙齿松动。

5. 可有淋巴结肿大。

白血病牙龈表现见图 3-8。

【诊断】

根据临床症状并通过血常规、末梢血涂片和骨髓检查可明确诊断。

【治疗原则】

1. 与内科医生密切配合治疗。

2. 切忌手术和活检。

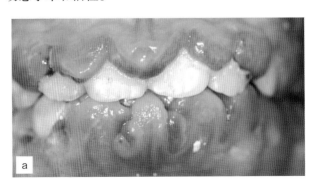

a

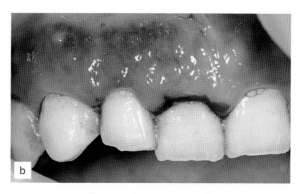

图 3-8 白血病牙龈表现
a. 以增生肥大为主；b. 牙龈自发出血，牙龈下淤血。

3. 牙龈出血以保守治疗为主，压迫止血，或局部、全身用止血药。对牙龈出血者可局部涂用 3% 过氧化氢液，或用含有肾上腺素的小棉球压迫，牙周塞治剂、云南白药等也可止血。

4. 在全身情况允许时进行简单的洁治术，避免组织创伤。可用含漱药，如 0.12% 氯己定液、1% 过氧化氢液含漱减轻局部炎症。注意 1% 过氧化氢液含漱只能短期使用（如 1~3 天），避免过久使用引起继发感染。

5. 口腔卫生宣教。

第八节 龈乳头炎

龈乳头炎又称牙间乳头炎，指个别龈乳头受到机械或化学刺激（食物嵌塞、银汞悬突、不良修复体、剔牙等）引起的急性或慢性非特异性炎症。

【临床表现】

龈乳头充血、肿胀，探诊易出血。患者有疼痛感（自发痛、触痛、冷热敏感痛、牙叩痛）。患区存在局部刺激因素，或剔牙不当。

【治疗】

1. 除去各种局部刺激物。

2. 用 3% 过氧化氢液、0.12% 氯己定液或 0.1% 依沙吖啶液等局部冲洗，局部使用甲硝唑、米诺环素的制剂。

3. 急性炎症控制后，消除病因。

第九节　牙龈瘤

牙龈瘤为牙龈部生长的局限性反应性增生物，是较常见的瘤样病损（具有肿瘤样外形，但不具备肿瘤的生物学特性）。

【病因】

一般认为由残根、牙石、不良修复体等局部因素引起，与机械性刺激和慢性炎症有关。

【临床表现】

1. 症状　牙龈出现瘤状物，一般无痛，肿物表面发生溃疡时可感觉疼痛。

2. 检查所见　牙龈瘤好发于龈乳头部。通常呈圆形、椭圆形，有时呈分叶状；大小不一。有的有蒂，如息肉状；有的无蒂，基底宽广。血管性和肉芽肿性牙龈瘤质软，色红；纤维性牙龈瘤质地较硬而韧，色粉红（图 3-9）。

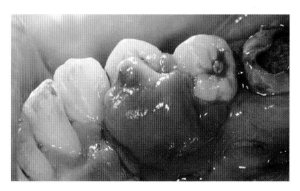

图 3-9　牙龈瘤

【诊断】

牙龈瘤根据病理变化可分为 3 型。

1. 肉芽肿性　似炎性肉芽组织，有许多新生的毛细血管及成纤维细胞；大量炎性细胞浸润，主要是淋巴细胞和浆细胞，纤维成分少；黏膜上皮往往呈假上皮瘤样增生。

2. 纤维性　肉芽组织发生纤维化，细胞及血管成分减少，而纤维组织增多。粗大的胶原纤维束间有少量的慢性炎症细胞浸润，纤维束内有钙化或骨化发生。

3. 血管性　血管多，似血管瘤。血管间的纤维组织可有水肿及黏液性变，并有炎性细胞浸润。

【鉴别诊断】

牙龈瘤应特别注意与牙龈鳞癌鉴别。这两种病损临床上有时不易区别，尤其当牙龈鳞癌呈结节状生长，或牙龈瘤表面有溃疡时，常易混淆。鳞癌大多表现为菜花状、结节状或溃疡状。溃疡表面凹凸不平，边缘外翻似肉芽，可有恶臭。牙松动或脱落，或已拔除。X 线表现可见骨质破坏，局部淋巴结肿大。据报告，牙龈鳞癌的发病年龄明显大于牙龈瘤。男性多于女性，而牙龈瘤则女性多于男性。鳞癌好发于后牙区，龈瘤好发于前牙及双尖牙区。鳞癌病期短，一般为几个月，肿瘤生长迅速；牙龈瘤病期长，一般数年。

与妊娠期龈瘤鉴别，妊娠期龈瘤在妇女孕期易发生，生产后可缩小。

【治疗原则】

去除刺激因素，手术切除，切除应达骨面，去除牙龈瘤基底的骨膜及牙周膜，以免复发。

（张立）

第四章

牙周炎

牙周炎是侵犯牙周支持组织的一种慢性炎症性破坏性疾病，是最常见的一类牙周病。大多数病例由牙龈炎发展而来，除有菌斑性龈炎的临床症状外，还有牙周袋形成、附着丧失和牙槽骨吸收，如不及时治疗，最终可导致牙齿松动及丧失。它是导致大多数成年人及老年人牙齿丧失的最主要原因。

第一节 慢性牙周炎

慢性牙周炎是牙周炎最常见的一种类型，大多数是由牙龈炎发展而来。年龄越大，患病率越高，病情也越重。

【病因及致病机制】

1. 牙菌斑 龈上及龈下的菌斑及牙石是造成慢性牙周炎的主要致病因素。龈下菌斑中的致病菌主要为革兰氏阴性厌氧菌，在深牙周袋中可占 70%～90%，其中最主要的是牙龈卟啉单胞菌、福赛坦菌、具核梭杆菌、中间普氏菌、产黑色素类杆菌以及螺旋体（主要为齿垢密螺旋体）等。

2. 其他局部促进因素

（1）牙石。

（2）食物嵌塞。

（3）解剖因素。

（4）医源性因素。

3. 吸烟 吸烟危害的可能机制见第二章。2018年牙周病和种植体周病国际新分类再次把吸烟作为明确的牙周炎危险因素。

4. 全身因素 凡与免疫防御、内分泌功能及药物有关的全身因素，均可降低或改变牙周组织对菌斑中致病因子的抵抗力，如糖尿病、妊娠，长期服用避孕药、免疫抑制剂等。其中糖尿病在2018年牙周病和种植体周病国际新分类中再次被列为明确的牙周炎危险因素。

【临床表现及诊断要点】

1. 多为35岁以上的成年人。年龄越大，患病率越高，病情越重。

2. 既往有牙龈炎史，进程缓慢，可长达十余年或数十年。

3. 患牙周围存在明显的菌斑、牙石及局部因素，且与牙周组织破坏的严重程度相一致。

4. 牙龈充血、肿胀，质地松软，探诊后易出血。患者可主诉刷牙或咬硬物时易出血，出血可自动停止。无自发出血。

5. 牙周袋形成，甚至溢脓。

6. 有附着丧失，这是早期牙周炎与牙龈炎的主要鉴别点。

7. 牙槽骨吸收，水平型吸收或垂直型吸收。

8. 牙齿移位及松动，咀嚼无力和食物嵌塞。

9. 口臭及口腔异味感。

10. 重度牙周炎可伴有牙周脓肿、牙龈退缩、逆行性牙髓炎症状。

【治疗原则】

1. 口腔卫生指导。

2. 龈上洁治、龈下刮治和根面平整彻底清除龈上、龈下的菌斑和牙石，控制炎症，并为长结合上皮和新的结缔组织附着创造条件。

3. 药物辅助治疗

（1）局部使用复方碘液（浓台氏液）等达到龈缘消炎、收敛作用。

（2）牙周袋内置入缓释剂型或能被生物降解的材料为载体的药物，如甲硝唑、氯己定等。

4. 重症病例，在局部治疗同时辅助口服药物，如阿莫西林、甲硝唑、替硝唑等。

5. 炎症控制后经检查明确个别牙的咬合创伤，进行必要的咬合调整。

6. 松牙固定　松牙固定包括暂时性固定和永久性固定两种。

7. 经以上基础治疗后，仍有较深的牙周袋或根面牙石不易清除者，则行直视下牙周翻瓣手术和必要的骨成形手术，形成有利于患者菌斑控制的生理外形。

8. 一些患者在控制炎症后，可以通过植骨术和引导性牙周组织再生手术，修复丧失的牙槽骨和形成新的牙周附着。

9. 修复缺失牙　通过采取种植外科和修复专业共同合作，以种植牙恢复缺失牙，也可采用可摘和固定义齿修复缺失牙。

10. 维护复查和治疗　定期复查及口腔卫生指导。

第二节　侵袭性牙周炎

侵袭性牙周炎（aggressive periodontitis，AgP）是一类在临床表现、病程进展速度、对治疗的反应和实验室检查（包括化验和微生物学检查）等方面均与慢性牙周炎不尽相同、相对少见的牙周炎。它是指发生于全身健康的青少年、疾病进展快速、可能具有特殊的菌斑微生物和宿主反应、具有家族聚集性等特点的牙周炎。

【病因及致病机制】

对侵袭性牙周炎的病因尚未完全清楚，现认为某些特定微生物的感染，以及机体防御能力的缺陷是引起侵袭性牙周炎的两方面主要因素。

1. 微生物　大量的研究表明，伴放线聚集杆菌（Aa）是侵袭性牙周炎的主要致病菌。近年来有些学者报告从牙周袋内分离出病毒、真菌甚至原生动物，可能与牙周病有关。

2. 全身背景

（1）白细胞功能缺陷：有早期研究证明本病患者有外周血的中

性粒细胞和（或）单核细胞的趋化功能降低，也有报告称有吞噬功能障碍。这种缺陷带有家族性。但 AgP 患者的白细胞功能缺陷并不导致全身其他部位的感染性疾病。

（2）产生特异抗体：研究还表明与 Aa 的糖类抗原发生反应的主要是 IgG_2 亚类，在局限型青少年牙周炎（LJP，1989 年分类）患者中升高，提示 IgG_2 抗体起保护作用，可阻止病变的扩散。

（3）遗传背景：本病常有家族聚集现象、种族易感性的差异，也可能有遗传背景，有研究报告 $Fc\gamma R II$ 基因多态性、维生素 D 受体基因多态性等可能为本病的易感因素。

（4）牙根和牙周组织发育异常：国外早期研究认为这种缺陷不是疾病的结果，而是发育中的问题。国内有报告 AgP 患者发生单根牙牙根形态异常的概率高于牙周健康者和慢性牙周炎患者，且有牙根形态异常的牙，其牙槽骨吸收重于无形态异常者。

3. 环境和行为因素　吸烟的量和时间是影响年轻人牙周破坏范围的重要因素之一。吸烟的广泛型 AgP 患者比不吸烟的广泛型 AgP 患者患牙数多、附着丧失量也多。吸烟对局限型 AgP 患者的影响似乎较小。口腔卫生情况也对疾病有影响。

总之，现代的观点认为牙周炎不是由单一种细菌引起的，而是多种微生物共同和相互作用导致的：高毒性的致病菌是必需的致病因子，而高易感性宿主的防御功能低下和（或）过度的炎症反应所导致牙周组织的破坏是发病的重要因素，吸烟、遗传基因等调节因素也可能起一定的作用。

【临床表现及诊断要点】

根据患牙的分布可将侵袭性牙周炎分为局限型侵袭性牙周炎（LAgP）和广泛型侵袭性牙周炎（GAgP）。LAgP 和 GAgP 的临床特征有相同之处，也有不同之处。在我国，典型的 LAgP 较为少见。

1. 快速的牙周附着丧失和骨吸收是 AgP 的主要特点。本型患者的牙周破坏速度比慢性牙周炎快 3~4 倍。在 4~5 年内，牙周附着破坏可达 50%~70%，有的患者常在 20 岁左右即已拔牙或牙自行脱落。

2. 患者一般年龄较小，发病可始于青春期前后，早期无明显症状，患者就诊时常已 20 岁左右。GAgP 患者平均年龄大于 LAgP，一般在 30 岁以下，也可发生于 35 岁以上的成年人。

3. LAgP 患者的菌斑、牙石量很少，牙龈表面的炎症轻微，但却已有深牙周袋，牙周组织破坏程度与局部刺激物的量不成比例。GAgP 患者的菌斑、牙石量因人而异，多数患者有大量的菌斑和牙石，牙龈有明显的炎症，易出血，可有溢脓。

4. 好发牙位　典型 LAgP 患者的患牙局限于第一恒磨牙和上、下切牙，多为左右对称。X 线片可见第一磨牙的近远中均有垂直型骨吸收，形成典型的"弧形吸收"，在切牙区多为水平型骨吸收。GAgP 侵犯全口大多数牙，部分患者以第一磨牙和切牙为重。两型均可早期出现前牙移位和松动。

5. 有较为明显的家族聚集性。

6. AgP 患者一般全身健康，无明显的系统性疾病。

【治疗原则】

1. 早期治疗，清除感染　治疗原则基本同慢性牙周炎，龈上洁治、龈下刮治和根面平整等基础治疗是必不可少的。本病治疗后较易复发，应加强定期的复查和必要的后续治疗（再次龈下清创或翻瓣手术）。

2. 抗菌药物的应用　主张全身抗生素治疗作为洁治和刮治的辅助疗法。近年来建议在龈下刮治或手术后立即口服甲硝唑和阿莫西林，利于药物进入细菌生物膜。

3. 调整机体防御功能　例如使用多西环素可抑制胶原酶，非甾体类抗炎药抑制花生四烯酸产生前列腺素，阻断和抑制骨吸收。传统中医学强调全身调理，在牙周基础治疗后服用以六味地黄丸为基础的固齿丸（膏）数月，可提高疗效和明显减少复发率。吸烟是牙周炎的危险因素，应劝患者戒烟。还应努力发现有无其他全身因素及宿主防御反应方面的缺陷。

4. 综合治疗　有牙齿移位者，可在炎症控制后，用正畸方法将移位的牙复位排齐，但正畸过程中务必加强菌斑控制和牙周病情的监控，加力也宜轻缓。

如前所述，侵袭性牙周炎的治疗需要早期、强化和综合的治疗，更要强调积极治疗阶段后相对频繁的定时维护治疗，以保持疗效。

第三节　根分叉病变

根分叉病变是指牙周炎发展到较重程度后，病变波及多根牙的根分叉区。下颌第一磨牙发病率最高，上颌前磨牙最低，任何类型的牙周炎都可能发生根分叉病变。发生率随年龄增大而上升。

【病因】

1. 菌斑　与牙周炎病因相同，菌斑是主要病因。由于根分叉处菌斑的控制和牙石的清除较困难，加重了病变的发展。

2. 殆创伤　根分叉区作为殆力的敏感部位，局部有炎症时，殆创伤的协同作用，会加重局部病变。

3. 解剖因素

（1）多根牙在牙颈部的釉质突起，是局部解剖的薄弱环节，该处易形成病变。

（2）根分叉距釉牙骨质界较近的牙齿一旦有了牙周炎症，病变很容易扩延到根分叉区。

（3）多根牙的根间距较近或牙根融合者、根分叉顶部表面及近远中根面存在凹陷者，不利于刮治器进入和彻底清除牙石，病变不易控制。

（4）磨牙的髓室底常有数目不等的副根管，牙髓的炎症可通过副根管扩延到根分叉区。

【临床表现及诊断要点】

根据临床表现，如根分叉区深牙周袋、探诊后出血、溢脓或发生急性牙周脓肿，结合牙周探诊，弯探针检查根分叉区病变，及X线片和CBCT所示病变情况，综合分析判定根分叉区病变的程度。当病变使牙根暴露或发生根面龋，或牙髓受累时，患牙还可出现对温度敏感直至自发痛等症状。

【治疗原则】

根分叉病变的治疗原则与单根牙基本一致。治疗目标是清除菌斑和牙石，控制炎症及使牙周袋变浅，消除菌斑的藏匿处，使分叉区暴露而易于清洁；去除和改善局部解剖缺陷；促进一定程度的牙周组织再生。按照 Glickman 分度法分类的治疗原则如下：

1. Ⅰ度根分叉病变 牙周袋较浅、无明显牙槽骨外形不佳者，做彻底的龈下刮治和根面平整，并消除釉质突起等解剖缺陷；牙周袋较深而且牙槽骨形态不佳者，应在龈下刮治和根面平整等基础治疗后，做翻瓣术并修整骨外形。

2. Ⅱ度根分叉病变 对骨质破坏不太多、根柱较长、牙龈能充分覆盖根分叉开口处的下颌磨牙Ⅱ度病变，可以实施引导性牙周组织再生手术，使分叉处新骨形成。对于根分叉区骨破坏较多、牙龈有退缩、术后难以完全覆盖分叉区者，可以做根向复位瓣手术和骨成形术，使根分叉区充分暴露，有利于控制菌斑和炎症，并防止进一步附着丧失。

3. Ⅲ度根分叉病变 翻瓣术加根向复位瓣术、隧道形成术、截根术，或分根术以消除根分叉区病变，有利于患者自洁。

4. Ⅳ度根分叉病变 截根术或分根术加修整骨外形，以利于消除局部病变及患者自洁。

第四节 牙周 – 牙髓联合病变

同一牙并存牙周病变和牙髓病变，既可以两者感染互相影响和扩散，也可以彼此独立存在。一般由于胚胎发生及解剖学的联系，牙周组织及牙髓组织的病变常可通过它们之间的交通途径互相影响。

【病因】

1. 解剖途径相互影响

（1）根尖孔：根尖孔是牙周组织和牙髓组织的重要通道，感染和炎症易交互扩散。

（2）侧支根管：近根尖 1/3 处侧支根管最多，如果深牙周袋达到根尖 1/3 时，牙周的感染很易通过侧支根管到牙髓。多根牙的根分叉区的副根管是牙髓和牙周组织炎症互通的交通途径，亦可引起

牙周 – 牙髓联合病变。

（3）牙本质小管：正常的牙根表面有牙骨质覆盖，牙本质小管不会与外界相通。但约有 10% 的牙齿在牙颈部无牙骨质覆盖，牙本质小管直接与外界相通。牙颈部的牙骨质很薄，很易因机械力量的磨损而损伤牙骨质，使牙本质暴露，牙本质小管与外界相通。

2. 非生理性途径相互影响　根管治疗或桩核预备过程中，导致的髓室底穿通或根管侧穿、牙根纵裂、牙根吸收等可以使牙周组织和牙髓组织相互影响。

【临床特点】

1. 牙髓病变引起的牙周病损　本型的特点是牙髓无活力或活力异常；牙周袋或根分叉区病变局限；邻牙的牙周基本正常，与根尖病变相连的牙周骨破坏呈烧瓶型。

牙髓病变引起的牙周病损常见以下几种情况：

（1）急性根尖周炎引起的牙周病变：此型特点是急性根尖周炎的临床表现，并有深而窄的牙周袋。急性发作的根尖周感染所形成的脓液沿阻力较小的牙周膜间隙向龈沟排脓，形成窄而深达根尖的牙周袋；或者脓液由根尖周穿通牙槽骨达骨膜下，再沿骨膜向龈沟排出。X 线片显示根尖区病变。

（2）牙根纵裂引起的牙周病变：可伴发局限的深牙周袋和牙槽骨吸收，患牙有明显咬合痛，X 线片上可显示根纵裂的根管影像，纵裂根侧牙周膜增宽，甚至牙槽骨吸收。

（3）牙髓炎症通过侧支根管引起根分叉区牙周病变，如果其他牙位无明显的牙周病变，患者又有牙髓炎的症状及 X 线片显示的根分叉区的骨密度减低，应考虑牙髓源性病变。

2. 牙周炎引起牙髓病变　本型特点是有长期的牙周炎病史，经过一段时间后又出现牙髓炎症表现。常见于以下几种情况：

（1）逆行性牙髓炎：这是由于深牙周袋内的细菌、毒素通过根尖孔或侧支根管进入牙髓而引起，可表现为急性牙髓炎或慢性牙髓炎，牙髓变性、钙化甚至坏死，牙髓病变的程度与牙周袋深度成正比。

（2）牙周治疗对牙髓的影响：根面刮治使牙本质小管暴露或牙

周袋内用药，通过侧支根管刺激牙髓。

　　3. 牙周病变与牙髓病变并存　　各自独立存在，发展到严重程度，互相融合和影响。

【诊断】

　　1. 牙髓炎引起的牙周病变

　　（1）患牙有牙髓炎或根尖周炎的既往史或现病史。

　　（2）牙髓活力无或迟钝。

　　（3）可探到深而窄的牙周袋，且不易探入，有时也可见深而宽的牙周袋。

　　（4）X线片显示根尖周区、根分叉处和（或）牙根的一侧有牙槽骨破坏的X线透影区，而其他部位的牙周骨组织基本正常。

　　2. 牙周炎引起的牙髓病变

　　（1）患牙为牙周炎并可有反复发生的牙周脓肿史，随后出现冷热激惹痛，或自发痛、咬合痛。

　　（2）有深牙周袋或牙周袋深达根尖。

　　（3）患牙有程度不等的松动。

　　（4）温度测验疼痛或无反应，电活力测验敏感或迟钝。

　　（5）X线片可见牙槽骨水平型或垂直型吸收，也可见根分叉区的明显低密度透影区。

【治疗原则】

　　应尽量查清病源，确定治疗主次。在不能确定的情况下，死髓牙先行根管治疗，配合牙周治疗；活髓牙则先做系统牙周治疗，其间随时监测判断牙髓情况，若疗效不佳，视情况进行牙髓治疗。

　　1. 前牙应做完善的根管治疗，配合做牙周治疗（深部刮治或直视下手术清创术）。

　　2. 后牙应尽量做完善的根管治疗，若根管扩通有困难可考虑行根尖手术，配合做牙周治疗。重度根分叉病变及一个根的根周牙槽骨吸收较明显，可考虑做截根术或牙半切除术。

　　3. 除去创伤性𬌗力及食物嵌塞等局部因素。

　　4. 根尖病变与牙周病变相通者，经牙周基础治疗和根管治疗数月后，骨质仍未修复，需分析后考虑相应的牙周手术（翻瓣术、骨修整术、植骨术及引导性组织再生术）。

5. 指导患者如何进行口腔护理，并定期复查。

第五节　牙周脓肿

牙周脓肿是发生于牙周袋壁的局限性化脓性炎症，有急性与慢性之别，发病部位可为个别牙或多个牙，后者称为多发性牙周脓肿。牙周脓肿不是独立疾病，可发生于各型牙周炎的晚期。

【病因及发病因素】

1. 深牙周袋感染未及时治疗，袋内感染沿袋内壁溃疡进入深部牙周组织，引起化脓性炎症而形成脓肿。

2. 由于龈下刮治不彻底，牙周袋深部留有残余牙石、菌斑及袋内壁炎症，刮治后由于袋口变紧使脓液及渗出物排出受阻。

3. 洁治或龈下刮治过程中，将牙石碎屑物推入牙周袋深部组织内而发生牙周脓肿。

4. 复杂性牙周袋使袋内脓液引流不畅。

5. 牙髓治疗过程中根管侧穿、食物嵌塞等均可引起牙周脓肿。

6. 牙周炎患者当机体抵抗力下降，同时有严重的全身疾病如糖尿病等时易引起牙周脓肿。

【诊断】

1. 急性牙周脓肿

（1）突然发作，在牙龈上形成卵圆形突起，色红，水肿，表面光亮；待脓液形成并局限后，表面形成脓头，挤压时有脓液流出或从牙周袋口溢出。

（2）脓肿区局限性搏动性疼痛，相应的牙齿伸长、叩痛、咬合痛及不同程度的松动。

（3）严重者可有全身不适、发热、末梢血白细胞增多、淋巴结肿大。

2. 慢性牙周脓肿　急性牙周脓肿如果排脓不畅可延续为慢性牙周脓肿，也可开始就是慢性过程。

（1）无明显自觉症状，可有咬合钝痛、浮起感、轻度叩痛或叩诊不适。

（2）牙龈上形成窦道，反复流脓；窦道开口于牙龈或黏膜，可能在开口处的周围有肉芽组织增生或仅为小的开口。

【鉴别诊断】

1. 牙龈脓肿　龈脓肿仅局限于龈乳头，无附着丧失，只要经过排脓引流很快能愈合；牙周脓肿有深的牙周袋和附着丧失，X线片可见牙槽骨吸收或者根周围弥散的骨质破坏。

2. 牙槽脓肿　牙槽脓肿的感染来源多为牙髓病或根尖周病，可无深的牙周袋和附着丧失，牙髓无活力，脓肿部位接近龈颊沟，疼痛较重，X线片可见根尖周围有骨质破坏；而牙周脓肿感染来源于牙周袋，一般无龋，牙髓有活力，脓肿局限于牙周袋壁，近龈缘，X线片可见牙槽骨嵴有破坏，可有骨下袋。

【治疗原则】

1. 急性牙周脓肿

（1）止痛，防止感染扩散，引流脓液。根据脓肿成熟程度决定处理原则。

（2）脓肿未成熟者可以清除大块牙石，冲洗牙周袋，牙周袋内置入消炎收敛药物。

（3）对成熟的脓肿可将脓肿切开引流或从牙周袋内引流，氯己定含漱，必要时全身使用抗生素。

（4）必要时少量调𬌗以消除过早接触点，使患牙得到迅速恢复。

2. 慢性牙周脓肿　慢性牙周脓肿应在基础治疗之后，配合翻瓣术消除牙周袋或使牙周袋变浅。

第六节　牙龈退缩

牙龈退缩是指牙龈缘位于釉牙骨质界的根方或同时有牙间乳头的退缩，致使牙根暴露和"黑三角"形成，该处牙槽骨也发生相应吸收，说明有附着丧失，此现象临床常见。

【病因及致病机制】

牙龈退缩的原因可分为与牙周炎相关和机械因素相关等两大类，具体如下。

1. 牙周炎治疗后　患牙周炎时牙周袋壁有炎症和牙槽骨吸收导致牙周附着丧失，因牙龈有炎症和肿胀，使牙根未暴露于口腔中。经过治疗后炎症消除，或牙周手术切除牙周袋，使龈缘退缩，牙根暴露，牙间隙增大。此种原因的退缩常涉及多个牙。

2. 解剖因素　牙齿唇颊向错位使唇颊侧牙槽骨很薄，甚至存在骨开窗或骨裂开，在受到殆创伤或正畸力时骨板很容易吸收，并随之发生牙龈退缩。附着龈过窄、牙龈结缔组织太薄、唇颊系带高位附着和肌肉牵拉也是牙龈退缩的原因，这可能与牙龈同时存在菌斑所引起的炎症有关。上颌磨牙根分叉若很大，易发生腭侧牙龈退缩。

3. 刷牙方法不当　使用过硬牙刷、牙膏中摩擦剂颗粒太粗、采用横刷法等可以导致牙龈退缩，多见于牙弓弯曲处，如尖牙、前磨牙等部位，不恰当使用牙签也可损伤牙间乳头使之退缩。

4. 正畸力与过大殆力　正畸过程中，牙齿向唇颊侧移动或倾斜，且范围超过牙槽突时，常易发生牙龈退缩。咬合创伤引起牙龈退缩尚未得到科学文献证实。

5. 不良充填体和修复体　针对颈部楔状缺损或龋坏的充填体边缘位置或形态欠佳，刺激牙龈，修复体基托边缘压迫龈缘、冠缘位于龈下、低位卡环等。

以上诸因素如果同时存在，可加重牙龈退缩的程度。

【临床表现及并发症】

牙龈退缩可以发生在单个牙或多个牙，也可发生在全口牙；牙龈可以有炎症肿胀，也可健康无炎症；可以有症状，也可无症状。

1. 影响美观　轻度的牙龈退缩一般无临床症状，也不引起患者的注意，若病损位于个别前牙，使牙根暴露、龈缘高低不齐，则影响美观。

Miller 分度具体为：

Ⅰ度，龈缘退缩未达到膜龈联合处，邻面无牙槽骨或牙间乳头的丧失。

Ⅱ度，龈缘退缩达到或超过膜龈联合，但邻面无牙槽骨或牙间乳头的丧失。

Ⅲ度，龈缘退缩达到或超过膜龈联合，邻面牙槽骨或龈乳头有丧失，位于釉牙骨质界的根方，但仍位于唇侧退缩龈缘的冠方。

Ⅳ度，龈缘退缩超过膜龈联合，邻面骨丧失以达到唇侧龈退缩的水平。

Miller 分度可用以指导牙龈成形手术的适应证（图 4-1）。

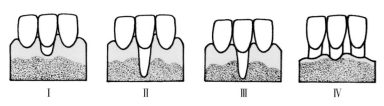

图 4-1　牙龈退缩的分度（Miller，1985）

Nordland 和 Tarnow 根据龈乳头高度和邻牙关系，提出了龈乳头的分类，具体如下（图 4-2）：

Ⅰ度，龈乳头尖部位于邻面牙齿接触点和牙齿邻面 CEJ 水平之间。

Ⅱ度，龈乳头尖部位于牙齿邻面 CEJ 水平或者根方，但位于牙齿颊面 CEJ 的冠方。

Ⅲ度，龈乳头尖部位于牙齿颊面 CEJ 或根方。

2. 牙根敏感　牙龈炎症消退后牙龈退缩，导致牙本质小管暴

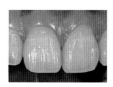
正常牙间乳头

Ⅰ度

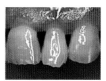
Ⅱ度

Ⅲ度

图 4-2　龈乳头分类（Nordland 和 Tarnow, 1998）（张创为、胡文杰医师提供）
正常牙间乳头：牙间乳头充满整个牙间隙，包括牙齿的邻面接触点。

露；或牙周刮治时根面的牙骨质被刮除，产生牙本质敏感症或称牙根敏感。此敏感症状 1 周达高峰，之后逐渐消失。敏感轻重程度因患者个体敏感性、刮治操作的程度等而不同。伴有咬合创伤或原本已有牙髓病变者，症状可更明显。

3. 食物嵌塞和根面龋　当伴有龈乳头的退缩时，牙间隙增大，常导致水平性食物嵌塞。如不及时去除食物或患者未进行适当的邻面菌斑控制，暴露的牙根面易发生根面龋，甚至成为环状龋。

【治疗原则】

1. 少量、均匀的牙龈退缩，无症状和美观要求时，一般不需处理。

2. 牙龈退缩持续进展，应寻找原因对因治疗。

3. 出现牙颈部敏感和磨耗、浅的楔状缺损、修复前需行根面覆盖以免牙冠过长、反复出现膜龈问题和影响美学效果时可采取根面覆盖术。可采用全厚瓣冠向复位或侧向转位、结缔组织移植、引导性组织再生手术。根面完全覆盖一般仅见于 Miller Ⅰ度和Ⅱ度，个体的差异也会导致方法的不确定性。

4. 牙间乳头丧失　手段有限，适合条件者可采用引导性组织再生、植骨术和膜龈手术（如冠向复位瓣）；龈乳头重建术；正畸使相邻牙齿牙根直立，或正畸"片切"近远中牙釉质后调整接触点位置以关闭间隙；采用冠修复或瓷贴面等方式改变牙冠外形和接触区位置关闭间隙等；部分情况需采用上述多学科联合治疗的方式来解决。

5. 牙根敏感　牙周治疗后一过性的牙根敏感不需特殊处理，可推荐使用抗敏感牙膏。敏感症状中等严重时，推荐在抗敏感牙膏基础上应用高浓度含氟涂料或含硝酸钾等成分的制剂局部涂布。避免使用烈性脱敏药物，并要排除牙体方面的疾病。

6. 食物嵌塞和根面龋的预防　水平性食物嵌塞没有特殊疗法，主要是指导患者及时清除食物，保持邻面清洁。根面龋的预防主要是良好的菌斑控制。医生在深牙周袋治疗时应尽量采用保留牙龈高度、促使牙周组织再生的方法，减少牙根面的暴露，尤其是前牙。

第七节 呼气异味

呼气异味，俗称口臭，指口腔中呼出令人不愉快的气味。它不是一种独立的疾病，而是反映身体（包括口腔）健康状况的一种现象。持久的口气异常多为病理现象。

【病因及致病机制】

口腔中的臭味主要来源于挥发性硫化物，包括硫化氢、甲基硫醇和二甲基硫等。产臭的化合物由微生物的作用和机体代谢两条途径产生：①口、鼻、咽、呼吸道、食管等上皮衬里表面菌量增加和（或）这些细菌的分解底物增加，挥发性产臭物质直接从口鼻呼出。②全身疾病导致血循环中产臭的代谢物增加，从肺泡经呼吸道呼出。

1. 口源性口臭 口腔微生物使口腔内的蛋白质或多肽腐败、分解，或自身代谢产生异味物质导致口臭，主要成分是挥发性硫化物。与口臭有关的细菌以厌氧革兰氏阴性菌为主，许多是牙周致病菌，如牙龈卟啉单胞菌、中间普氏菌、伴放线聚集杆菌、直肠弯曲菌、福赛坦菌、具核梭杆菌、齿垢密螺旋体，唾液链球菌也与口臭密切相关。导致产臭细菌种类和量增加、细菌作用底物增加的口腔局部因素很多。最常见的有舌苔、口腔卫生不良及其引发或加重的牙龈炎、牙周炎，此外，还包括食物嵌塞、冠周炎、深龋、不洁性义齿等。某些药物、酗酒、舍格伦综合征等导致唾液分泌减少、流量降低引起口干症状，也会产生严重的口臭。

2. 非口源性口臭

（1）耳鼻喉部疾病：常见的有慢性或化脓性的扁桃体炎、慢性咽炎、化脓性鼻窦炎、萎缩性鼻炎或者鼻腔内异物等均可因细菌作用或其分泌物呼出异味。

（2）肺部疾病：常见慢性支气管炎、支气管扩张、肺脓肿和肺部肿瘤等。

（3）胃肠等消化道疾病：多见反流性食管炎、食管憩室等，胃肠幽门螺杆菌是否引起口臭还有争议。

（4）其他：肝肾功能衰竭、糖尿病等代谢性疾病。

【临床表现及诊断要点】

1. 全面采集病史 了解患者口腔和全身的各种状况或疾病、治疗与否及效果、使用何种药物、生活习惯和口腔卫生习惯等，涵盖各种可能引起口臭的影响因素；患者的口臭是自我感觉还是他人告知或他人行动的暗示，出现的时间、频率、一天内的波动情况以及采取了何种措施及效果等。必要时辅助规范的调查问卷以及询问其亲人。临床检查前在相对安静、独立的环境与患者的这种沟通是非常重要的，对区分诊断和健康教育有帮助。

2. 全面临床检查 先进行感官法的口气检查，即检查者近距离地直接嗅辨患者呼出的气息，并按臭味程度定级（表4-1）。必要时辅以仪器检测，例如硫化物检测仪、气相色谱仪。首次就诊无准备的某些患者还需要择日复测一次，以便准确诊断。口气检查后，口腔医生必须全面检查并详细记录口腔状况，包括黏膜状况、唾液分泌量和黏稠度、龋齿和残根冠状况、是否有阻生智牙、修复体边缘和义齿清洁状况、食物嵌塞情况；详细评价口腔卫生状况和舌苔；记录牙周探诊检查结果等。结合病史和口气检测，必要时建议到耳鼻喉或内科医生处做进一步检查。

表 4-1 感官法评价口臭的计分标准

计分	标准
0	无口臭
1	可疑口臭
2	轻微但明确的口臭
3	中度口臭
4	重度口臭，但可以忍受
5	恶臭，无法忍受

3. 区分口臭类型 按检查结果和患者的临床表现可分为真性口臭（经检查确定确实存在的口臭）、假性口臭（经反复检查确定没有呼气异味，但患者确信自己存在口臭）、口臭恐惧症（真性口臭患者经治疗消除了口臭；或假性口臭患者接受了针对性指导，尽管已

有充分的客观证据证明其没有口臭，但这些患者仍然坚信自己存在口臭）。

真性口臭可分为生理性和病理性两种。生理性口臭是短暂的生理现象，由于口腔中的蛋白质、多肽腐败，口腔卫生不良，吸烟和服用药物等原因造成。病理性口臭则是由于机体的疾病或病理状况引起，如舌苔因素、口腔卫生不良或者吸烟合并牙周病或口干症等。

区分口臭类型和来源往往要采用多种手段进行综合判断，包括感官法和仪器法等。

【治疗原则】

1. 口源性口臭

（1）治疗牙龈炎和牙周炎：彻底去除菌斑、牙石及菌斑滞留因素，并教会患者菌斑控制的方法。

（2）有效清除舌苔：使用牙刷或舌刮器刮除舌苔。

（3）消除其他口腔影响因素：充填龋齿、改正不良修复体、正确清洁义齿、拔除阻生智牙、治疗黏膜疾病等。

（4）化学疗法减少菌量：使用漱口液或药物牙膏等，主要成分是消毒防腐药。0.12%～0.2%的氯己定目前是最有效的漱口液。

2. 非口源性口臭　排除或消除了口源性因素后，患者仍表现有异味，则需结合病史适时转诊至内科、耳鼻喉科等处进行相应治疗。

假性口臭者可以通过健康教育，结合适当的措施消除对自身口臭的主观"映像"，必要时建议其咨询心理医师。口臭恐惧症者则必须由专业的心理医师治疗。

（胡文杰　沙月琴）

第五章

种植体周疾病

种植体周疾病是发生在种植体周围软硬组织的炎症性损害，包括种植体周黏膜炎和种植体周炎两类。种植体周黏膜炎仅累及种植体周软组织，是可逆的，类似于牙龈炎。种植体周炎，除发生软组织炎症外，还累及牙槽骨，造成牙槽骨丧失；如不及时治疗，将会导致种植体松动和脱落，类似于牙周炎。这是种植失败的主要原因之一。种植体周的炎症是牙周常见问题。

第一节 种植体周疾病的病因

目前研究证实菌斑生物膜及其微生物是种植体周疾病的始动因素，还有许多局部因素会促进种植体周疾病的发生和发展。另外，牙周炎及牙周炎病史、吸烟和酗酒及全身疾病等因素也与种植体周疾病有关联。

一、种植体表面的菌斑生物膜

种植体周围菌斑生物膜的形成和特点与自然牙的龈下微生物相似。健康的种植体位点的菌斑主要为革兰氏阳性需氧或兼性厌氧球菌及非能动菌，优势菌多为链球菌和放线菌。种植体周软（硬）组织出现炎症、病损时，微生物主要以革兰氏阴性厌氧菌及螺旋体等为主，如牙龈卟啉单胞菌、中间普氏菌，直肠弯曲菌、微小消化球菌、具核梭杆菌和螺旋体等。

种植体周围菌斑会导致结合上皮和黏膜封闭破坏，结缔组织中出现炎症细胞浸润。与天然牙相比，种植体周的炎症、病损更为广泛和明显，进展速度更快，这与种植体的组织结构有关。

二、局部促进因素

1. 促进菌斑滞留因素　如粘接剂溢出、修复体各部分之间不密合、修复体的位置不恰当等原因，导致种植体周的菌斑滞留和不易清除和控制。

2. 𬌗负载过重　因种植体承受过大的侧向力、种植体的数目过少、上部修复体的位置和设计问题等原因导致。过重的负载大大加速和加重菌斑导致的种植体周的骨吸收，是种植体周炎发病的重要促进因素。

3. 骨量不足或骨结合不完全　牙槽嵴骨量不足或骨增量不充分等原因导致种植体的粗糙面未被骨组织包绕或无骨结合，这不仅影响种植体承担𬌗力，还导致菌斑难以清除，加速种植体周疾病的发展和增加治疗难度。

4. 种植体周的软组织　种植体周的角化龈宽度、生物学宽度和种植体植入的深度等与种植体周疾病的发生发展有一定关系。尽管在维持良好的口腔卫生下，非角化的牙槽黏膜也能保证软组织的健康，但有角化的牙槽黏膜附着更有利于种植体周的稳定和菌斑控制。

5. 种植体的表面及类型　与光滑表面种植体比较，粗糙表面的种植体形成的骨结合面积更大，但一旦发生种植体周的感染，感染进展速度更快、更严重、更难清除。另外，义齿上部结构为覆盖义齿、固定义齿或义齿龈面外形设计有悬突和义齿未充分抛光等因素，导致不易清洁或菌斑不易控制，会促使菌斑聚集，发生种植体周疾病。

三、牙周炎及牙周炎病史

目前牙周炎和牙周炎病史被认为是种植体周炎的危险因素，因牙周致病菌可定植至种植体周，引起种植体周炎症。特别是侵袭性牙周炎患者发生种植体周炎的风险要高于有慢性牙周炎病史的患者。因此，在种植前先行牙周状况检查及牙周炎治疗，在牙周炎症控制后再行种植牙修复是至关重要的。

四、吸烟和酗酒

吸烟是种植体周疾病重要的危险因素之一，因吸烟加重种植体周的骨吸收，骨吸收与吸烟量呈正相关关系。戒烟可减少牙槽骨的吸收。与不戒烟相比，戒烟后种植体周组织破坏减轻，能明显改善预后。如果吸烟者同时伴有口腔卫生不良，或有牙周炎病史，发生种植体周骨吸收的风险明显增高。

酗酒（饮酒量 > 10 g/d）者，种植体周边缘骨吸收量甚至大于吸烟者，酗酒也可能是种植体周炎的危险因素。

五、全身疾病及药物

糖尿病会影响种植体的愈合，并可能影响种植体周组织对菌斑微生物等刺激因素的反应，故与种植体周疾病有关。对于血糖未控制或控制不佳的患者，骨质疏松和曾进行过放射治疗的部位，不应进行种植手术治疗。应用双膦酸盐也是影响种植效果的一个重要危险因素。

第二节 种植体周黏膜炎

【临床表现】

1. 症状 种植体可出现刷牙、咬物或碰触时软组织出血等症状，严重时局部可能会出现疼痛。

2. 体征

（1）种植修复体及与基台接缝处堆积菌斑或牙石。

（2）黏膜充血发红，水肿光亮，质地松软，龈乳头圆钝或肥大。

（3）探诊后出血，严重时可有溢脓。

（4）探诊深度超过 3 mm，可达 4 ~ 5 mm。

（5）种植体不松动。

（6）X线检查显示种植体与牙槽骨结合良好，无任何透影区及牙槽骨的吸收。

【诊断】

依据上述症状和体征进行诊断，种植体周轻柔探诊后出血和（或）溢脓，与先前检查比较，探诊深度可一致或增加，除种植初期骨改建所致的牙槽嵴顶水平改变外，无进一步骨丧失。种植体周黏膜炎中有一类"增生性黏膜炎"，见于种植修复的上部结构长期覆盖或压迫，不利于局部菌斑清除，产生软组织的增生性炎症，但无牙槽骨丧失。

【鉴别诊断】

种植体周黏膜炎与种植体周炎的鉴别诊断要点为黏膜炎于初期骨改建（嵴顶水平的变化）后无进一步骨吸收。

【治疗原则】

种植体周黏膜炎治疗的基本原则，是持之以恒地彻底去除菌斑、控制感染、消除种植体周袋、防止骨丧失。

【预后】

种植体周黏膜炎类似于牙龈炎，预后好。控制炎症后，疾病是可逆的。

第三节　种植体周炎

【临床表现】

1. 症状　具有种植体周黏膜炎的所有症状（如刷牙、咬物或碰触时软组织出血），种植体周炎症严重时局部可能会出现疼痛、窦道，甚至松动和脱落。

2. 体征

（1）种植修复体局部有菌斑或牙石堆积。

（2）黏膜充血发红，水肿光亮，质地松软，龈乳头圆钝或肥大。

（3）探诊后出血，严重时可有溢脓。

（4）探诊深度增加和（或）黏膜缘退缩、溢脓、窦道形成。

（5）X线检查显示种植体周牙槽骨吸收，早期骨吸收仅累及牙槽嵴顶，根方仍保持骨结合。

（6）晚期牙槽骨吸收达种植体全长时，种植体松动。

【诊断】

1. 种植体有基线资料时诊断标准　轻探出血和（或）溢脓，探诊深度较先前检查增加和（或）黏膜缘退缩，除最初骨改建外存在进一步骨丧失。

2. 缺乏初始X线片和探诊深度时诊断标准　轻探出血和（或）溢脓，探诊深度≥6 mm，X线片示牙槽骨丧失≥3 mm。

【鉴别诊断】

早期为种植体周黏膜炎，随着时间推移，初期骨改建（嵴顶水平的变化）后仍有进一步骨丧失，即病变不仅侵犯种植体周软组织，还累及深层的骨组织。

【治疗原则】

种植体周炎治疗的基本原则是持之以恒地彻底去除菌斑、控制感染、消除种植体周深袋、防止骨丧失和促进骨再生。

【预后】

种植体周炎类似牙周炎，适当的控制炎症治疗可阻止疾病的发展，阻止骨的进一步吸收，再生手术也可形成种植体周组织的再生。

第四节　种植体周检查

【临床检查】

1. 改良菌斑指数　参照牙菌斑指数（plaque index，PLI），提出种植体的改良菌斑指数（modified plaque index，mPLI），用于评估种植体的卫生状况。

（1）Mombelli等的改良菌斑指数

0 ＝无菌斑。

1 ＝探针尖轻划种植体表面可发现菌斑。

2＝肉眼可见菌斑。

3＝大量软垢。

（2）Lindquist 等的改良菌斑指数

0＝无菌斑。

1＝局部菌斑堆积（小于基台暴露面积的 25%）。

2＝普遍菌斑堆积（大于基台暴露面积的 25%）。

2. 出血指数　参照天然牙龈沟出血指数，改良用于评估种植体周牙龈出血状况的指数，评估种植体周的炎症状况。

（1）改良龈沟出血指数（Mombelli，1996）

0＝沿种植体龈缘探诊后无出血。

1＝分散的点状出血。

2＝出血在龈沟内呈线状。

3＝重度或自发出血。

3. 龈乳头指数（Jemt，1997）　评价种植后软组织乳头的高度和外形的指标。方法为通过冠修复体和相邻恒牙唇侧牙龈缘曲度最高点（顶点）的连线为参考进行测量，测定从该参考线到自然牙、牙冠的接触点之间的距离。

0＝无龈乳头。

1＝龈乳头高度不足一半。

2＝龈乳头高度超过 1/2，但未达两牙的接触点。

3＝龈乳头完全充满邻间隙并与相邻牙的乳头一致，组织外形恰当。

4＝龈乳头增生，覆盖单个种植修复体和（或）相邻牙面过多。

4. 探诊检查　探诊是检查种植体周组织的重要手段，方法是采用有刻度的牙周探针进行轻压力（0.25 N）探查，包括探诊深度、是否有探诊后出血和附着丧失等。

（1）关于牙周探针，轻压力下金属或塑料探针对种植体周组织的影响没有差异，但塑料探针有良好的弹性，操作更便捷；但若探诊压力过大，黏膜与种植体表面的附着会被机械损伤。

（2）探诊深度：是指种植体龈缘至袋底的距离，以毫米为单位，健康种植体的平均探诊深度≤3~4 mm，有炎症的种植体探诊深度≥5 mm。定期检查中探诊深度加深为更重要的指标。

（3）附着水平：能准确地反映组织破坏情况。种植体–基台连接处可作为参考点。但探诊力量的大小、组织的炎症状况影响探诊结果。

（4）轻压力探诊时，牙龈出血程度与种植体周炎症相关。

（5）探诊深度和是否有探诊后出血，是评价种植体周组织健康状况的最重要的敏感指标。

5. 溢脓　种植体周组织存在感染和炎症时，与牙周炎一样，龈沟中白细胞数目明显增多。当种植体周围有溢脓，表明已有大量中性粒细胞浸润，炎症已到晚期。溢脓不能作为种植体周炎症的早期诊断指标，但常提示有骨吸收（种植体周炎）存在。

6. 动度　与自然牙不同，即使是种植体周组织的炎症很重，只要有部分骨结合存在，种植体也不松动。一旦种植体出现松动，往往提示种植失败。但需排除是否仅仅为上部修复体松脱，而非种植体骨结合丧失。

【X线检查】

成功的种植体周无X线透射区。承受𬌗力后，第一年的骨丧失不大于2 mm，以后每年的骨丧失不大于0.2 mm。种植体的肩台、螺纹为牙槽骨高度测量提供参考依据。

种植体周围骨质情况分度：

1＝松质骨包绕整个种植体。

2＝边缘有致密的皮质骨包绕。

3＝皮质骨包绕整个种植体。

第五节　种植体周疾病的治疗原则及预防

一、治疗

（一）治疗原则

遵循彻底清除菌斑、控制感染、消除深牙周袋、阻止骨丧失、诱导骨再生和终生维护的治疗原则。种植体周疾病的治疗一般包括下述流程。

1. 分析病因，如果是菌斑所致，进行针对性口腔卫生指导，必要时取上部结构，清除基台及种植体表面的菌斑、牙石，同时排除粘接剂滞留。若因不恰当修复不利于自我菌斑清除，应重新制作上部结构；如有负载过重和咬合问题应进行咬合调整。还需排除吸烟、糖尿病和牙周炎等因素，并加以控制。

2. 定期探诊检查（探诊深度和出血）和拍摄 X 线片（至少每年1次），了解炎症程度和牙槽骨的吸收情况，确定进一步的治疗方案。

3. 渐进性阻断支持治疗 CIST（cumulative interceptive supportive therapy）方案是目前较为公认的方法，主要包括 CIST-A、CIST-A+B、CIST-A+B+C 和 CIST-A+B+C+D 方案。

（1）CIST-A 方案：机械性清除菌斑，适用于菌斑牙石沉积、探诊后出血阳性、无溢脓、探诊深度 ≤ 4 mm 的种植体周黏膜炎。

（2）CIST- A+B 方案：机械性清除菌斑 + 氯己定，适用于种植体部位探诊后出血阳性、溢脓或无溢脓、探诊深度 4 ~ 5 mm 的种植体周黏膜炎。

（3）CIST- A+ B+C 方案：机械性清除菌斑 + 氯己定 + 抗生素治疗，适用于探诊后出血阳性、溢脓或无溢脓、探诊深度 ≥ 6 mm，且 X 线片显示有骨吸收、但骨吸收 ≤ 2 mm 的种植体周炎的治疗。

（4）CIST-A+B+C+D 方案：是机械性清除菌斑 + 氯己定 + 抗生素治疗 + 手术治疗。适用于种植体周的感染已得到控制，但骨缺损 > 2 mm 的患者，对这些病例还需进行手术治疗。

4. 手术治疗 依据局部骨吸收的形态、程度和范围，一般种植体周的手术可分为切除性手术、再生性手术和增加角化龈宽度的膜龈手术等。

（1）切除性手术：使种植体周袋变浅，修整骨外形，清除种植体表面的菌斑、牙石和肉芽组织。

（2）再生性手术：是在清创的基础上，促使种植体周的骨组织再生，并使种植体周袋变浅。

（3）膜龈手术：种植体无角化黏膜，若有敏感不适和反复发生黏膜炎，可行游离龈移植或角化黏膜增宽手术。

（二）种植体的移除

若种植体周出现下述情况，应考虑移除种植体：

1. 探诊深度 8 mm 或以上、有探诊后出血和溢脓，或有窦道。
2. 种植体松动。
3. X 线片显示骨吸收已达种植体的全长，整个种植体周都有低密度影像。

二、预防

（一）良好的口腔卫生和已控制的牙周病

种植修复前需建立良好的口腔卫生习惯（如全口菌斑百分率控制在 20% 以下）和持之以恒的菌斑控制，牙周病已治疗并得到控制，还有积极地戒烟和控制糖尿病等易感因素，良好的依从性及定期专科医生的专业护理。

（二）种植后的自身和专业维护

1. 自身维护　自我的菌斑控制有刷牙（牙刷、间隙刷和电动牙刷）、牙线（常规、水牙线）、冲牙器和橡皮头等机械性清除菌斑方法。0.12% ~ 0.2% 氯己定（每天 2 次、每次 1min）含漱，可辅助菌斑控制。

2. 定期复查和专业维护　术后一年内应至少每 3 ~ 6 个月复查一次，之后每年至少复查 1 次。临床检查包括菌斑控制情况、牙龈外形、探诊深度、是否有探诊后出血及溢脓等。拍摄 X 线评估牙槽骨。3 个月至半年，请专业医生用种植体专用工具，清除种植体的菌斑及牙石，如塑料、碳或钛器械、橡皮杯和磨光糊剂及喷漆。

（徐莉）

第六章

系统病在口腔中的表现

第一节　掌跖角化－牙周破坏综合征

本病为罕见病，1924 年由 Papillon 和 Lefèvre 首先报告，该病较罕见，患病率约为百万分之一。临床特点为手掌和脚掌部位的皮肤过度角化和脱屑，牙周组织破坏严重。有些病例还伴有硬脑膜的钙化。

【病因】

本病为常染色体隐性遗传。有关掌跖角化－牙周破坏综合征（Papillon-Lefèvre syndrome）的报告较多，最近研究表明，掌跖角化与角质素基因的突变有关，牙周组织的严重破坏可能与中性粒细胞的趋化功能抑制有关。

【临床表现】

1. 皮肤和牙周病损经常同时出现在 4 岁以前。

2. 手掌、足底、膝部及肘部的皮肤过度角化及出现鳞屑、皲裂。

3. 牙周病损表现为深牙周袋，重度炎症，牙槽骨迅速破坏和吸收，牙齿松动和脱落。5～6 岁开始乳牙相继脱落，创口愈合正常。恒牙萌出后又发生牙周破坏和牙齿松动，几年后恒牙亦相继脱落。

【诊断】

发病年龄小，有典型的皮肤和牙周病损。

【治疗原则】

本病对常规的牙周治疗效果不佳，患牙的病情持续加重，直至全口拔牙。治疗原则是拔除严重松动患牙，重复多疗程口服抗生素，同时进行彻底的局部牙周治疗，保持良好的口腔卫生。

第二节 唐氏综合征（Down 综合征）

唐氏综合征（Down 综合征）又称先天愚型（mongolism），或 21 三体综合征（trisomy 21 syndrome）。发病率与母亲的年龄有关，母亲年龄越大发病率越高。

【病因】

由染色体异常引起的先天性疾病，原因为母亲年龄大，卵子老化，易产生染色体的不分离。患者的龈下菌斑微生物与一般牙周炎患者并无明显区别，牙周病情的快速恶化可能与中性粒细胞的趋化功能（chemotactic function）低下有关，也有报告白细胞的吞噬功能（phagocytic function）和细胞内杀菌作用也降低。

【临床表现】

1. 患者有发育迟缓和智力低下。

2. 面貌特征为面部扁平，眶距增宽，鼻梁低宽，颈部短粗。

3. 常有上颌发育不足，牙齿迟萌，错𬌗畸形，牙间隙增大和系带附着位置过低等。

4. 患有较重的牙周病损，且其牙周破坏程度可能与局部菌斑、牙石等局部刺激物不相符。

5. 乳牙和恒牙均可受累，有深牙周袋及牙龈重度炎症，可伴有坏死性龈炎。

【诊断】

典型的面部特征和全身症状，伴有重度牙周病损。

【治疗原则】

对本病的治疗无特殊，彻底的常规牙周治疗和认真控制菌斑，可缓解牙周破坏。但由于患儿智力低下，常难以配合和坚持治疗。

第三节 糖尿病

糖尿病（diabetes mellitus，DM）是与多种遗传因素有关的内分泌异常。它与牙周炎一样，患病率都较高，都有一定程度的免疫调节异常。我国近年糖尿病患病率有不断上升趋势，口腔科因牙周炎和牙周脓肿就诊的患者中，很多患有与糖尿病伴发的牙周炎。

【病因】

糖尿病本身并不引起牙周炎，但糖尿病患者因血管改变、炎症反应加重和组织修复能力低下等原因，个体对菌斑细菌的反应改变，从而影响牙周病程度、疾病进展和牙周治疗的反应等。目前研究显示，伴糖尿病的牙周炎患者龈下微生物与全身健康状况良好的慢性牙周炎患者相似。

【临床表现】

1. 口腔干燥，多伴有味觉障碍。可有颊黏膜疼痛及胀感、烧灼感。

2. 腮腺肥大，唾液分泌的量和成分均有改变。唾液和龈沟液的含糖量随血糖升高而增高。

3. 白念珠菌病为糖尿病的常见并发症。

4. 重度牙周炎为糖尿病的常见表现，特征为快速进展性附着丧失，牙周袋形成，骨吸收明显，易发生急性或慢性牙周脓肿。

【诊断】

糖尿病和牙周疾病的典型表现。

【治疗原则】

1. 与内科医生密切配合治疗，了解患者糖尿病的病情和控制状况。告知患者糖尿病与牙周病的双向关系，控制牙周炎症有利于糖尿病的治疗。

2. 口腔检查评估牙周状况和口腔健康指导。

3. 出现牙周脓肿等急性症状，应尽快对症治疗，如脓肿引流、应用抗生素等。

4. 依据糖尿病控制情况（如血糖水平），进行牙周治疗。

（1）血糖控制理想者（空腹血糖 4.4~6.1 mmol/L，HbA1c＜6.5%），牙周治疗同全身健康者。

（2）血糖控制良好者（空腹血糖 6.1~7.0 mmol/L，HbAlc 6.5%~7.5%），基本同全身健康者，但行牙周大范围手术时，建议咨询内科医师，配合全身用药和合理饮食，减轻治疗焦虑。

（3）血糖控制差（空腹血糖＞7.0 mmol/L，HbAlc＞7.5%），或有糖尿病并发症者，仅建议行牙周基础治疗，不建议牙周手术治疗，建议预防性使用抗生素，减少伤口感染和促进愈合。

（4）血糖控制极差患者（空腹血糖＞11.4 mmol/L），建议仅进行急症处理（牙周脓肿切开、牙周局部用药和全身辅助应用抗生素），口腔卫生宣教和局部应用含漱剂，辅助菌斑控制和减轻牙龈炎症，血糖控制后再常规牙周治疗。

5. 糖尿病患者的牙周治疗建议安排在上午早饭后或服用降糖药后，治疗时间少于 2 h，动作轻柔和减轻患者的焦虑（避免肾上腺素水平增高，影响胰岛素的水平）。

6. 关注糖尿病患者可能的口腔并发症如念珠菌感染、口干和灼口综合征等。

第四节　艾滋病

艾滋病的全称是获得性免疫缺陷综合征（AIDS）。在受到人类免疫缺陷病毒（HIV）感染后，早期 HIV 抗体阳性，为 HIV 携带者，临床上没有症状，潜伏期为数年至 10 年。约 30% 的 AIDS 患者首先出现口腔症状，如牙周组织部位。

【病因】

牙龈炎和牙周炎患者，无论 HIV 呈阳性还是阴性，微生物的检测没有差异。HIV 感染者由于免疫功能低下，容易发生口腔的机会性感染（真菌、病毒和细菌）。

【临床表现】

1. 线形牙龈红斑　牙龈缘处鲜红、宽约 2～3 mm 的红边，在附着龈上为淤斑，易出血。目前认为该病损为白念珠菌感染导致，常规治疗效果不佳。

2. 坏死性溃疡性龈炎　AIDS 患者和 HIV 携带者，均可发生坏死性溃疡性龈炎和坏死性溃疡性牙周炎，HIV 携带者发生率为

4%～8%，但 AIDS 患者病情重，发展更迅速。

3. AIDS 患者在口腔黏膜的表现还有毛状白斑、白念珠菌感染、复发性口腔溃疡，晚期可有发生卡波西（Kaposi）肉瘤，其中一半发生在牙龈上。

【诊断】

线形牙龈红斑、坏死性溃疡性牙周病和白念珠菌感染等，见于免疫功能低下者，非 AIDS 患者特有的临床表现。口腔医师的职责是对可疑的病例进行适当和必要的化验检查，以免漏诊。

【治疗原则】

线形牙龈红斑和坏死性溃疡性牙周病，可按常规的牙周治疗原则进行处置，如局部清除菌斑、牙石，配合使用 0.12% 氯己定液含漱，对细菌、真菌和病毒均有杀灭作用。全身酌情应用抗生素治疗（如首选甲硝唑类），同时需关注是否有白念珠菌感染。

（徐莉）

第七章

常见症状的鉴别诊断

第一节　牙本质敏感

　　牙本质敏感，以前曾称牙本质过敏，俗称牙齿敏感。其症状为牙齿受到外界刺激时所产生的尖锐的异常酸痛感觉，如机械性的（摩擦、咬硬物等）、温度的（冷、热）、化学的（酸、甜）的刺激。除去刺激物，酸痛感即消失。许多牙体疾病都可产生此症状。有时牙体组织无病变，全身状态异常时，牙齿也会出现敏感症状。

　　【病史分析】

　　1. 敏感发生的部位。

　　2. 引起牙本质敏感的刺激因素。

　　3. 有无外伤史，咬硬物史。

　　4. 有无牙体病治疗史和修复前的牙体预备史。

　　5. 全身情况，如是否在产褥期、经期，头颈部是否做过放射治疗。

　　【检查要点】

　　1. 患牙𬌗面、切端、牙颈部是否有牙本质暴露。

　　2. 在牙本质暴露的部位或牙体硬组织被调磨处，以尖探针探划时是否可找到敏感点。

　　3. 患牙有无咬合创伤。

　　4. 牙髓活力测验反应是否正常。

　　【鉴别诊断】

　　凡使牙本质暴露的各种牙体疾病、牙周病或牙体、牙周治疗术后，均可产生牙本质敏感。有些患者，牙本质未暴露，但全身处于应激性增高状态，神经末梢敏感性增强，如头颈部大剂量放疗后、产褥期等也可能出现牙本质敏感。

1. 牙颈部楔状缺损、磨损（包括殆面或切端）　此两种牙体疾病，当硬组织丢失速度快于修复性牙本质形成速度时，则出现敏感症状。可采用脱敏治疗，暂时缓解症状，或避免冷热刺激，待修复性牙本质形成后，自行恢复。有些楔状缺损或磨损很深已近髓，有可能牙髓已有慢性炎症，应检测牙髓活力，注意与慢性牙髓炎鉴别。牙本质敏感患牙的牙髓活力正常，如活力异常，则诊断为慢性牙髓炎，应进行相应的治疗。

2. 外伤牙折　当牙本质暴露时，即刻出现敏感症状，应仔细检查有无牙髓暴露。若无，先行护髓治疗，待修复性牙本质形成后，敏感症状消失；若护髓后出现自发痛，则已是牙髓炎，应行相应治疗。

3. 中龋　当龋坏达牙本质浅层即可出现敏感症状。

4. 酸蚀症　发生在从事酸作业的人或长期反酸的胃病患者。由于酸的作用，牙面脱矿呈白垩状，或有黄褐色斑块，或有实质缺损，均产生牙本质敏感症状。

5. 牙隐裂　当隐裂的裂纹深达牙本质时，即可出现敏感症状。由于隐裂不易被察觉，常贻误治疗时机，发展成牙髓炎。故当牙面无明显磨耗，探划无过敏点时，应注意与早期隐裂鉴别。

6. 牙龈退缩、牙颈部暴露　各种原因所致牙龈退缩，只要使颈部牙本质暴露，均可产生牙本质敏感症状。应注意诊断导致牙龈退缩的疾病，并进行相应治疗。

7. 头颈部放疗患者，妇女月经期、产褥期等，全身情况处于异常状态时，亦会出现牙本质敏感症状。他们均有相应的病史，不难诊断。

第二节　牙龈出血

牙龈出血可分为被动出血和自动出血。被动出血是指当牙龈受到机械刺激（如刷牙、吸吮、咬硬物、食物嵌塞等）时出血，可自行停止；而自动出血是在无任何刺激时即自动出血，无自限性，且出血多。

【病史分析】

1. 出血的诱因　询问出血与刷牙、进食硬食物、食物嵌塞、吸吮等的关系。

2. 出血持续的时间，能否自行停止。

3. 全身健康状况　如有无血液病及肝、脾功能异常等。缺铁性贫血、溶血性贫血、骨髓再生障碍、白血病、血小板减少性紫癜、血友病、慢性肝炎及肝硬化、脾功能亢进、高血压等疾病患者，均有可能出现牙龈出血。

4. 长期服用抗凝血药物史　某些心血管病如心肌梗死或脑血管栓塞患者，如果长期服用抗凝血药物，易发生牙龈出血。

5. 妊娠史　妊娠期龈炎患者牙龈鲜红、肿胀、松软、易出血。

6. 口腔卫生习惯　刷牙频率、方法、持续时间，是否使用牙线或牙间隙刷。

7. 口腔治疗史　是否进行了牙周洁治、刮治，是否进行了牙周手术、根尖手术、种植术、拔牙、牙槽突手术等。

【检查要点】

1. 出血的部位　是全口牙龈还是局限某部位，此部位有无局部刺激因素，如不良充填体或食物嵌塞等。

2. 口腔卫生状况　有无牙龈炎及牙周炎，牙石及菌斑分布情况，牙龈的颜色及质地。

3. 出血的性质　是被动出血还是自动出血，出血是否可自行停止。

4. 口腔内有无肿物。

5. 血常规化验检查　白细胞分类、血小板计数及出凝血时间。

【鉴别诊断】

1. 牙龈的慢性炎症　是造成牙龈出血最常见的原因，如牙龈炎、牙周炎、龈乳头炎、炎症性牙龈肥大等。出血部位的龈缘或龈乳头红肿、松软，局部有大量牙石、软垢，口腔卫生差。检查时发现不良修复体、充填体悬突或嵌塞的食物，一般在刷牙、吸吮、咬硬物或其他局部机械刺激时引起出血，量不多，能自行停止。去除刺激物，出血即停止。

2. 妊娠期龈炎和妊娠期龈瘤 患者处于妊娠期，牙龈鲜红而松软，轻触极易出血，有时自动出血。分娩后出血停止或减轻。当肥大的龈乳头继续向两侧生长即形成有蒂或无蒂的妊娠期龈瘤，颜色鲜红或暗紫色，质地松软，极易出血。分娩后约 2 个月时，大多数妊娠期龈炎可减轻至妊娠前水平。影响咀嚼的体积较大的妊娠期龈瘤，可在妊娠 4~6 个月时切除。

3. 血液系统疾病 出血范围广泛，自动出血，量多不易止住。常见的引起牙龈和口腔黏膜出血的血液系统疾病有急性白血病、血小板减少性紫癜、血友病、再生障碍性贫血、粒细胞减少症等。应及时做血液学检查并请内科医生诊治排除。

血小板减少性紫癜中，以原发性慢性血小板减少性紫癜最多见，主要表现为皮肤出血点、瘀斑、黏膜及内脏出血、轻度脾大、常有鼻、牙龈出血，血小板计数减少，出血时间延长。

血友病患者的临床特点为轻微损伤即出血不止。血液检查凝血时间延长，但出血时间、凝血酶原时间及血小板计数均正常。对于血友病有牙龈出血的患者或拔牙出血不止的患者，除输血或凝血因子外，局部出血应使用吸收性明胶海绵、碘仿纱布或各种止血粉压迫止血。

急性白血病起病急骤，有高热、全身痛、进行性贫血及出血倾向，淋巴结肿大、肝脾大及神经、关节症状，常有牙龈肿胀及口腔溃疡。

4. 坏死性溃疡性龈炎 本病为梭形杆菌、螺旋体的混合感染，其特点是龈乳头的坏死性溃疡，表面覆盖坏死性伪膜，腐臭，牙龈流血并疼痛。此病与口腔卫生不良、精神紧张和过度疲劳有关，患者多有吸烟不良习惯。

5. 肿瘤 牙龈部位的血管瘤、牙龈癌及网织细胞肉瘤早期均表现为牙龈出血。全身其他部位恶性肿瘤转移到牙龈，亦可引起牙龈出血。

6. 全身疾病 与凝血功能有关的疾病，如肝硬化、脾功能亢进可引起牙龈出血。另外能引起严重贫血的疾病也可引起牙龈出血症状。长期服用抗凝血药物如水杨酸、肝素等也易有出血倾向。

7. 牙周治疗后　如牙周洁治、刮治过程中损伤牙龈造成出血；或洁治、刮治不彻底，龈缘处有残留牙石，其锐缘和粗糙面刺激牙龈出血。

8. 口腔手术后　口腔手术中局部清创不彻底或缝合不严密，可能造成牙龈出血。

第三节　牙龈肿大

牙龈肿大是各种牙龈疾病的一个常见临床表现。根据其不同的病因及病理过程分型。

【病史分析】

1. 牙龈肿胀的病程，是突发还是逐渐发展。

2. 有无刷牙出血、食物嵌塞及口呼吸习惯。

3. 是否服用苯妥英钠、硝苯地平、环孢素等药物。

4. 家族中有无牙龈肿大者。

5. 妇女的妊娠情况。

6. 有无血液疾病，如白血病。

【检查要点】

1. 牙龈肿胀的范围，牙龈质地、颜色。

2. 有无牙列不齐、开唇露齿及口呼吸、舔龈等不良习惯。

3. 详细检查牙周情况。

4. 必要时做组织病理检查。

【鉴别诊断】

1. 慢性炎症性肿大　因长期局部刺激引起，如牙石、牙列拥挤、冠修复体边缘过长、口呼吸及舔龈习惯等。本型病程缓慢，无症状，开始龈乳头和（或）龈缘轻度隆起，逐步地增生似救生圈套在牙齿周围。口呼吸引起的牙龈肿大与邻近未暴露的正常牙龈有明显的分界线。

2. 急性炎症性肿大　常见于急性牙龈脓肿、急性牙周脓肿、急性龈乳头炎。

3. 药物性牙龈肥大　有明显的服药史，如苯妥英钠、硝苯地平、环孢素等均可引起牙龈肿大、增生。牙龈肿大、增生起始于龈乳头，逐渐波及龈缘，呈实质性，淡粉红色，结节状、小球状或分叶状，质地坚实，仅发生于有牙区。若合并感染，则有牙龈炎的临床表现。

4. 遗传性牙龈纤维瘤病　是一种原因不明的少发病，多有家族史。病变波及牙龈、龈乳头及附着龈，且上、下颌的颊舌面都可广泛受侵，与苯妥英钠等药物引起的牙龈肿大、增生不同。此病肿大、增生的牙龈颜色正常，质地硬似皮革，表面光滑或呈小结节样。重者可将牙齿完全盖住，发生牙齿移位，甚至颌骨变形。

5. 青春期牙龈肿大　青春期龈炎患者，发病部位有局部刺激因素，但炎症和增生反应较明显，治疗后不易痊愈，而且易复发。青春期过后经治疗能较快缓解。临床表现同一般慢性炎症性肿大，即牙龈充血水肿、松软光亮，龈乳头呈球状突起。

6. 妊娠期牙龈肿大　正处于妊娠期的妇女，牙龈鲜红色或暗紫色、松软光亮、极易出血。单个或多个龈乳头肥大增生。重者形成有蒂或无蒂的瘤状物，应诊断为妊娠期龈炎或妊娠期龈瘤。

7. 白血病导致的牙龈肿大　牙龈色暗紫或苍白，表面光亮，外形呈不规则的结节状，龈缘处可有坏死的假膜。牙龈自动出血或激惹出血，不易止住。常伴有牙齿松动，全身乏力，低热及相应部位的淋巴结肿大。血常规检查可初步诊断，骨髓检查可明确诊断。禁忌牙龈组织活检。

8. 化脓性肉芽肿　牙龈肿大可以呈扁平无蒂的肿大或有蒂的瘤状物，色鲜红或暗红，质地柔软。病损表面有溃疡和脓性分泌物，如果病损时间长可转变为较硬的纤维上皮性乳头状瘤。组织病理为慢性炎症细胞浸润的肉芽组织。

9. 浆细胞肉芽肿　牙龈肿大，鲜红色，且松软易碎，极易出血，表面呈分叶状，质地如同肉芽组织。应结合组织病理检查，主要在结缔组织内有大量浸润的浆细胞，或表现为有大量血管和炎症细胞浸润的肉芽肿。

10. 牙龈良性及恶性肿瘤　包括血管瘤、乳头状瘤、牙龈癌等，可结合组织病理检查加以区别。

第四节　食物嵌塞

在咀嚼过程中，食物被咬合压力楔入相邻两牙的牙间隙内，称为食物嵌塞。

【病史分析】

1. 食物嵌塞发生的部位。

2. 食物嵌塞的方式，是垂直性食物嵌塞还是水平性食物嵌塞。

3. 是否伴有牙齿冷热敏感。

4. 是否有牙齿拥挤、错位、扭转。

5. 是否有牙齿充填和修复史。

6. 是否有牙齿拔除史。

7. 是否有牙周炎病史及牙周治疗史。

【鉴别诊断】

1. 垂直性食物嵌塞

（1）邻面龋：破坏了相邻牙齿接触区。

（2）邻面充填物或修复体形态不佳：未恢复相邻牙齿接触区。

（3）牙齿拥挤、错位、扭转：邻牙接触关系不良。

（4）缺失牙未及时修复，邻牙倾斜：相邻牙之间失去接触。

（5）牙周炎患牙过于松动：相邻牙接触关系不良。

（6）牙齿形态异常或磨耗不均匀：形成充填式牙尖或相邻两牙边缘嵴高度不一致，来自对颌牙的楔力或异常的𬌗力使食物楔入邻间隙。

（7）邻面和𬌗面过度磨损：食物外溢道消失，致使食物被挤入牙间隙。

（8）待拔除的智齿：拔除下颌智齿后，上颌智齿下垂，在上颌第二、三磨牙之间嵌塞食物；下颌智齿近中倾斜低于下颌第二磨牙的𬌗平面，下颌第二、三磨牙之间嵌塞食物。

2. 水平性食物嵌塞　牙周炎是水平性嵌塞的最常见的原因。牙周炎导致牙周支持组织高度降低、龈乳头退缩、龈外展隙增大，进食时唇、颊和舌的运动可将食物压入牙间隙。

第五节　牙移位

由于各种原因引起的牙齿在牙弓内正常位置的改变称为牙移位。

【病史分析】

1. 牙移位出现的时间，是突发还是渐进性加重。

2. 是否伴有刷牙出血、牙龈反复肿痛等牙周病史。

3. 是否有牙外伤、拔牙史。

4. 牙移位是个别牙还是全口多数牙。

5. 有无不良习惯，如吮指、咬笔等习惯。

6. 有无全身疾病及是否服用可引起牙龈肿大增生的药物（苯妥英钠、硝苯地平、环孢素）。

7. 有无夜磨牙习惯。

8. 有无正畸史。

【检查要点】

1. 牙移位是局限于个别牙还是全口多数牙泛发。

2. 牙周组织情况　是否牙周炎伴有明显的牙龈炎症及牙槽骨丧失。

3. 是否为全口多数牙齿的牙龈肿大增生，或个别牙位的牙龈瘤。

4. 咬合情况　牙周炎者是否同时有明显早接触点、咬合创伤。有无因缺失牙引起对颌牙下垂或过长及牙正常接触区的丧失。

5. 是否有前牙外伤史并伴有牙槽骨丧失。

6. 是否有开唇露齿、唇颊系带附丽过低牵拉牙龈。

【鉴别诊断】

1. 牙周炎是牙移位最常见的原因。因牙周炎导致牙槽骨吸收，牙周支持组织减少后，与该牙所受的殆力间失去平衡，则牙齿向受力方向发生移位。另外，牙周肉芽组织也会使患牙向殆力方向挺出或移位。比较常见的是上前牙的牙间隙加大，牙齿唇向移位。

2. 前牙外伤后移位　有明确的外伤史。

3. 先天缺失牙或拔牙后，未及时修复缺失牙，引起相邻牙齿倾斜、移位。

4. 药物性牙龈肥大增生较严重时，增生的牙龈组织也会压迫相邻的牙齿而发生牙齿的倾斜、移位。有服用上述药物史和明显的局部牙龈肥大增生。

5. 唇、颊系带的长期牵拉，造成附近牙齿的牙间隙形成和牙齿移位。临床可见系带附丽过低，牵拉系带时，相应的牙龈也移动。

6. 牙龈瘤较大时，龈瘤也会压迫附近牙齿移位。临床检查时可见移位牙齿附近有牙龈瘤存在。

第六节　牙松动

正常情况下，由于牙齿通过有弹性的牙周膜（宽约 0.15 ~ 0.38 mm）与牙槽骨相连，牙齿只有极轻微的生理性动度，但几乎不被察觉。替牙期的乳牙因牙根吸收而有生理性松动，经期和妊娠期的妇女因性激素水平的改变也会使牙齿的生理性动度增加。故应仔细鉴别引起牙松动的原因。

【病史分析】

1. 牙松动的时间，是突然发生还是逐步加重。

2. 是否有外伤史、正畸治疗史。

3. 有无下唇麻木、发热及其他全身症状。

4. 有无不良习惯，如夜磨牙、紧咬牙等。

【检查要点】

1. 松动牙的范围，个别牙还是全口牙，松动程度如何。

2. 牙龈有无脓肿、窦道。

3. 检查咬合关系，有无𬌗创伤。

4. 颌骨是否膨隆，排除颌骨肿物。

5. 必要时进行 X 线检查，协助诊断。

【鉴别诊断】

1. 牙周炎　是牙松动最常见的原因。松动为逐步加重，结合牙周炎的临床症状，如牙龈的炎症、多数牙的附着丧失、牙周袋形成及 X 线片显示的牙槽骨水平型或垂直型吸收，可做出诊断。

2. 𬌗创伤

（1）原发性𬌗创伤：如牙列不齐、拥挤、咬合关系异常、正畸治疗过程中，受力的牙槽骨发生吸收和改建，牙齿动度明显增大并发生移位，去除原因后即可恢复正常。

（2）继发性𬌗创伤：最常见原因是牙周炎导致牙周组织的破坏和牙齿移位，形成继发性𬌗创伤，此时应先治疗牙周炎，炎症消除后再行咬合调整。

（3）根尖周炎

1）急性根尖周炎：多数患者有牙髓炎病史，伴随疼痛、肿胀、牙齿突然松动，有伸长感、咬合痛，临床检查有叩痛及浮起感，消除急性炎症后，牙齿很快稳固。

2）慢性根尖周炎：当根尖病变逆行发展，破坏了牙周膜，牙齿也会松动。牙髓无活力，无明显自觉症状、咬合不适感，近根尖部牙龈可有窦道，X 线检查可协助确诊。

（4）牙外伤：有明显的外伤史，多见于前牙，由于急剧的外力使牙根折断或牙齿脱位。

1）牙根折断：折断部位越接近牙颈部，牙齿松动越重，预后越差。X 线片可显示折断线协助诊断。

2）牙脱位：最常见引起牙齿松动的是脱出性脱位，即患牙牙冠长于正常邻牙，X 线表现为根尖部牙周膜明显增宽。当牙齿挫入性脱位和侧向脱位同时伴有牙槽骨壁的折断时，也可出现牙齿松动。

（5）与不恰当治疗有关的牙松动

1）不恰当的正畸力：例如用橡皮圈加力企图消除初萌的上颌中切牙之间的间隙，橡皮圈滑入龈下，造成牙槽骨吸收及牙齿松动。

2）不良充填体及不合适的义齿修复：均可造成牙齿松动，去除原因后牙齿可恢复稳固。

（6）颌骨骨髓炎：多见于下颌骨，急性期全身中毒症状明显，有寒战、高热、白细胞升高、下唇麻木、局部蜂窝织炎，多颗牙迅速松动。拔除病源牙或切开引流，病情逐步缓解。

（7）颌骨内肿物：包括囊肿、良性肿物及恶性肿瘤，都可因肿物压迫牙齿移位或牙根吸收致使牙齿逐渐松动、恶性肿瘤由于破坏广泛，致使短时间内多个牙齿松动、移位，如上颌窦癌。因此，如果无牙周炎病史患者，有几颗牙异常松动，应提高警惕，进行 X 线检查，以便早期发现颌骨内肿物。

（8）其他全身疾病：如发生于颌骨的朗格汉斯细胞组织细胞增生症，以组织细胞增生为主要病理表现，牙齿松动并疼痛，X 线表现为牙槽骨破坏、呈溶骨性病变。本病多见于 10 岁以内的男性儿童的下颌骨。另外，唐氏综合征、掌跖角化 – 牙周破坏综合征也常造成患者牙齿松动、脱落。

第七节　呼气异味

呼气异味是指口腔中呼出令人不愉快的气味，可由某些口腔、鼻咽部或系统性疾病引起。

【病史分析】

1. 口腔卫生习惯。

2. 口腔、鼻腔、扁桃体有无感染病灶。

3. 口腔、鼻咽部有无恶性肿瘤。

4. 口腔内有无龋齿。

5. 口腔黏膜、牙龈有无坏死性病损。

6. 有无食管憩室、消化不良、肺部感染、糖尿病、金属中毒等。

【检查要点】

1. 软垢、菌斑、牙石、牙周炎。

2. 龋齿。

3. 干槽症。

4. 黏膜溃疡、糜烂、坏死。

5. 牙龈边缘金属色素沉着线。

6. 口腔周围组织器官病灶。

7. 针对可能存在的系统疾病进行检查。

【鉴别诊断】

1. 软垢、龋洞内残存食物发酵、腐败，有轻中度口臭。

2. 因牙周袋内脓液、坏死组织、细菌代谢产物引起的牙周炎患者的口臭，晨起为重。

3. 拔牙窝感染局部有红、肿、热、痛等炎症反应，口臭明显。

4. 黏膜感染（球菌性口炎）引起轻度口臭，黏膜糜烂溃疡继发感染（多形红斑、天疱疮）引起中度口臭。

5. 坏死性炎症（白血病、恶性肿瘤、恶性肉芽肿、坏死性龈口炎）有腐败性口臭。

6. 化脓性上颌窦炎、萎缩性鼻炎、慢性咽（喉）炎、滤泡性扁桃体炎等。

7. 肺部疾病伴有咳嗽、痰多。

8. 糖尿病患者口腔有烂苹果味，尿毒症患者口腔有氨味。

9. 铅、汞、砷中毒者口腔有金属味，氰化物中毒者口腔有杏仁味，有机磷农药中毒者口腔有蒜臭味。

10. 消化不良、食管憩室伴有上腹不适或腹泻，钡餐造影、粪便检查有助诊断。

第八节　牙龈退缩

牙龈退缩是指龈缘向釉牙骨质界的根方退缩而导致牙根暴露。退缩的牙龈组织可以有炎症，也可以健康而无炎症，只是位置退向根方，并不一定出现牙龈上皮或结缔组织的萎缩性改变。牙龈退缩的发病率随年龄增大而升高，但未能证实是生理性的增龄变化。老年人普遍发生的牙龈退缩可能是长期积累的对牙龈的轻度刺激或创伤所致。

【病史分析】

1. 刷牙方法是否正确。

2. 是否有牙周炎病史。

3. 是否有𬌗创伤史或正畸史。

【检查要点】

1. 牙龈退缩部位和程度。

2. 龈裂 牙龈缘中央部位窄的退缩，而其余部分仍完好或略有肥厚，与𬌗创伤有关。

3. 牙齿位置 有无偏向唇颊或舌腭侧。

4. 牙根的形态 有无外突。

5. 唇、颊系带附着位置 附着位置是否过于靠近龈缘。

【鉴别诊断】

1. 刷牙方法不正确 如拉锯式横刷法，使用刷毛过硬的牙刷。

2. 牙周炎 患牙有牙周破坏，上皮附着位置已移动至根方，经过治疗牙周袋壁的炎症部分或全部消退，即可发生龈缘位置的退缩，牙根直接暴露于口腔中。

3. 牙齿位置异常 如偏向唇颊或舌腭侧，则该侧牙槽骨板较薄，甚至缺损，其表面的牙龈极易因食物摩擦等机械性因素而发生退缩。

4. 牙根的形态外突 有根分叉的牙齿，尤其是上颌第一磨牙的牙根外突，上下尖牙牙根明显外突；或该处骨板薄或有缺陷。

5. 唇、颊系带附着位置过于靠近龈缘 唇、颊肌肉的牵拉作用使牙龈发生剥离引起退缩。

6. 𬌗创伤、过度或不恰当的正畸力 受力侧的骨质发生吸收，出现龈退缩。

第九节 牙龈及颌面部皮肤窦道

牙龈及颌面部皮肤窦道是口腔科临床常见的病理体征。许多口腔及颌面部的疾病都可能产生窦道，但大多数是牙源性感染所致。本节简介牙源性牙龈及颌面部皮肤窦道，非牙源性窦道可查阅本套丛书《现代口腔颌面外科学规范诊疗手册》。在牙源性感染中，又以根尖周和牙周组织炎症引起的窦道最常见。

【病史分析】

1. 窦道位于牙龈黏膜还是颌面部皮肤。窦道出现的时间及有何不适症状，如反复肿胀、流脓流液等。

2. 窦道相应或附近部位的牙齿有无外伤史、牙髓炎性质的疼痛史、牙龈肿胀史及患牙治疗史、手术史。

3. 颌骨及周围组织或器官有无不适，如腮腺、颌关节、淋巴结等部位。

4. 头颈部是否做过放射治疗及放射剂量。

5. 有无结核病史。

【检查要点】

1. 窦道与病源牙的关系　窦道口在病源牙的周围还是离开一段距离；窦道口位于黏膜还是皮肤，如是前者，窦道位于相应患牙的根尖部、中部还是近龈缘处。

2. 窦道口周围的黏膜或皮肤有无红肿、炎症肉芽组织增生。

3. 自窦道流出的分泌物的量及性状。

4. 寻找病源牙　有无引起牙髓牙周组织感染的途径或诱因，如深牙周袋、深龋、近髓的牙体硬组织缺损、外伤、咬合创伤等；患牙有无松动、叩痛。

5. 牙髓活力测验　可疑病源牙牙髓活力有无异常。

6. X线检查　自窦道口插入诊断丝，拍 X 线片，了解窦道与病源牙的关系，病灶位置、病源牙牙周及根尖周骨质破坏情况。

7. 颌骨、腮腺、颌下及颊下淋巴结有无肿胀及压痛。

【鉴别诊断】

1. 慢性根尖周炎　是引起牙龈及颌面部皮肤窦道最常见的一种牙病。窦道位于患牙根尖部牙龈，唇颊侧多见；若患牙根位于舌腭侧，也可见于舌腭侧牙龈。若患牙根长超过口腔前庭深度，根据局部密质骨的厚度不同，则可能窦道位于相应部位的面部皮肤。窦道口周围牙龈或皮肤可呈潮红，或有炎症肉芽组织增生，挤压可有少许脓性分泌物。患牙均有明显的引起牙髓感染的途径或诱因，叩诊不适，牙髓活力测验无反应。X 线片示患牙根尖部有明显的透影区，自窦道口插入诊断丝指向透影区。

2. 牙周－牙髓联合病变　窦道口多位于患牙根中部牙龈，也可位于近龈缘处。患牙均有深牙周袋，可能同时有引起牙髓感染的牙体病。患牙松动，叩诊浊音。牙髓活力测验反应异常或无反应。有明显的咬合创伤。X 线片示患牙牙槽骨水平型或垂直型吸收，与根尖部透影区相连，呈"烧瓶状"。

3. 与不恰当治疗有关的牙齿疾病　在治牙过程中因操作不当造成，如髓底穿通、根管壁侧穿、桩核冠修复不当所致根管纵裂、牙根横折等。窦道均在治疗后出现，位置均位于牙体损伤相应部位的牙龈黏膜上。可见修复体有明显早接触。X 线片示髓室底及根分叉处牙槽骨有密度降低区，或桩位于根管壁侧穿道内；自窦道插入诊断丝，指向病变部位。

4. 慢性牙周炎　重症牙周炎患者深牙周袋内的感染，当机体抵抗力降低时，反复发生牙周脓肿，窦道口多位于近龈缘处，窦道口周围牙龈呈暗红色，质地松软，轻度肿胀，牙齿松动，有浮起感，叩诊不适，可探及深牙周袋。X 线片示患牙牙槽骨水平型吸收或垂直型吸收。

5. 口腔颌面部其他炎症性疾病所致牙龈及皮肤窦道　如化脓性颌骨骨髓炎、放射性骨坏死、急性腮腺炎等，其窦道与牙齿无关。详细鉴别请参阅本套丛书《现代口腔颌面外科学规范诊疗手册》。

第十节　牙龈色泽改变

一、白色病变

白斑是较常见的牙龈白色病变，白色海绵状斑痣较少见。

（一）白斑
白斑是指发生在黏膜上的白色或灰白色角化性病变的斑块状损

害。这种斑块不能被擦掉，在临床和组织病理学上又不能列入其他疾病分类中，是一种常见的非传染性慢性疾病，其中疣状白斑多见于牙龈。

（二）白色海绵状斑痣

又称白色皱襞性龈口炎，是常染色体显性遗传疾病，除了口腔黏膜外，还可发生在鼻腔、肛门与外阴。

【病史和检查要点】

患者可无自觉症状。口腔损害呈灰白色或乳白色，表现为皱襞状、海绵状、鳞片状粗厚软性组织。触诊时，这些部位虽仍保持黏膜的柔性与弹性，但状如海绵。显微镜观察，鳞状上皮显著增厚，表层为不全角化，棘细胞肿胀，细胞核固缩或消失，结缔组织有少量炎症细胞浸润。

二、黑色病变

（一）黑斑

黑斑是指非种族性的黏膜局限性黑色素沉着，唇部尤其是下唇最常见，龈、颊、腭黏膜亦可见。

【病史和检查要点】

黑斑常呈均匀一致的片状或小团块，边界清晰，不突出黏膜表面，无任何症状，全身健康良好。病理检查可见基底层及固有层浅层黑色素沉着增加。

【鉴别诊断】

牙龈色素沉着必须与牙龈原发性黑色素瘤鉴别。黑色素瘤的主要临床特征是生长迅速、早期转移。黑色素瘤的临床表现通常为黑色素沉着呈扁平或结节状，或表现为黑色肿物。溃疡可为黑色素瘤的单一表现，也可发生在肿物表面。高低不平，边缘隆起，易出血。据报告 30% 的病例在肿瘤出现前的黏膜处存在黑色素沉着。

（二）Addison 病

牙龈通常表现出孤立的片状色泽改变，为棕色至黑色。

（三）外源性色素沉着

【病史和检查要点】

外源性色素沉着多为金属盐或药物吸收所致，少数是从局部浸入口腔黏膜而产生。经血循环引起的局部色素沉着主要表现为龈缘部带状、线状或颗粒状不同色泽的色素沉着。铋、砷、汞可在龈缘产生黑线，也可在游离龈、附着龈和龈乳头处表现为黑色斑点。铅在龈缘产生蓝红或深蓝色线性沉着。不同的金属沉着线分别称为铅线、铋线、砷线、汞线。金和银则表现为牙龈紫色性沉着，常伴整个口腔黏膜的弥漫性蓝灰色。牙龈金属色素沉着的出现是由于上皮下结缔组织内血管周围沉积硫化金属，而不是系统中毒的作用。色素沉着只发生在炎症区，局部炎症刺激使血管通透性增加，金属渗出到周围组织。除牙龈外，经常被咬或异常咀嚼习惯刺激的口腔黏膜，如唇内侧、颊部咬合线和舌侧缘都是常见的色素沉着部位。

牙龈或黏膜的色素沉着可通过去除局部刺激因素和恢复组织健康来消除。暂时处理可局部用过氧化物来氧化深色的硫化金属。

（康军）

第三篇 | 治疗篇

第八章
牙周科临床感染的控制与管理

在牙周治疗中，医生常会接触患者的唾液和血液，在我国人口中乙型肝炎病毒携带者约占 10%，近年来一些性传播疾病（如 AIDS、梅毒等）患者也有明显增多的趋势。因此，医护人员在临床实践中应严格贯彻执行感染控制和安全措施，以减少疾病在患者与医护人员之间、医护人员之间及患者之间的传播。

第一节　疾病的传播模式

疾病传播的危险取决于致病菌的传染性、致病菌的数目、宿主的易感性及传播模式，因此了解疾病的传播模式对于贯彻感染控制措施和减少医院疾病传播的危险是必要的。在医院感染中有下述 3 种常见的疾病传播模式：

1. 直接接触　接触感染的口腔病变、表面、体液。
2. 吸入含致病菌的气雾或飞沫。
3. 间接接触　接触污染的器械、手及污染物，包括污染的操作面。

牙周科交叉感染的特点是治疗中血液、细菌、唾液、水会形成气溶胶污染环境，同时操作中利器较多容易造成扎伤。上述 3 种疾病传播模式在牙周科的临床工作中都存在。

第二节　牙周科交叉感染防控

在牙周临床工作中，医护人员会接触大量患者的唾液、血液、口腔内微生物，以及在检查和治疗过程中产生的带有这些物质的喷雾，这使得医护人员处于极大的疾病感染的潜在危险中；它们还易造成环境及器械的污染，从而引发医务人员之间以及患者之间疾病的交叉感染。因此，采取措施保护工作人员免受这些潜在的职业性暴露及控制交叉感染是极为必要的。在牙周临床实践中，对交叉感染的控制应通过下列途径来实现：

一、医护人员的防护及对患者的防护

1. 详细询问患者的全身状况，尤其是对传染性疾病如肝炎、结核等病史进行询问，必要时可化验检查。

2. 通过可获得的疫苗接种使医护人员获得免疫，从而减少职业暴露的危险。

3. 使用屏障保护，物理性减少职业暴露的危险　在操作中应戴口罩、帽子、防护眼镜、面罩、手套、工作服等，患者也需戴护目镜及前身，尤其要注意防止血或唾液等接触医护人员的眼、口、皮肤或黏膜，以及衣服等。牙周检查，龈上洁治、龈下刮治和根面平整等牙周治疗中，在手套污染、磨损、刺破后应尽快更换。在牙周手术等可能使骨暴露的操作中，所戴的手套必须经过灭菌处理。

4. 洗手　口腔科诊疗中使用手套不能代替认真洗手。每次治疗操作后接触下一患者前必须认真洗手，应严格按照"七步法"洗手，有助于减少皮肤表面的细菌水平。在接触血或其他潜在的感染材料后，手和其他皮肤也应用肥皂和水立即清洗，必要时用1∶500洗消液泡手。

5. 减少喷雾和溅出的污染　在所有牙周操作之前让患者刷牙和（或）漱口是减少微生物污染的一个重要手段，尤其在进行超声洁治、刮治前应让患者用3%过氧化氢液含漱1min。在所有涉及血液或唾液的检查或治疗过程中，都必须在操作中使溅出、喷雾等减至最少，最好使用强力吸引器有助于溅出、喷雾等减少。

6. 在有可能形成污染的工作区禁止进食、饮水、吸烟等。

7. 工作中应遵循无菌操作技术要求 术者要严格执行无菌操作要求，在操作中避免接触污染的区域。

二、诊室环境及物品的消毒

1. 诊室应保持清洁，工作有序，布局合理，对不同的表面、设备、房间应有清洁和消毒方法的适当计划。严格区分污染区、清洁区、诊疗区。应用空气净化机或紫外线进行空气消毒，保证诊室通风换气。

2. 牙科综合治疗台及各种管线手柄的消毒 牙科综合治疗台在每次使用后应对其牙科临床接触面进行清洁消毒，或诊疗前使用一次性隔离屏障进行覆盖，使用覆盖方式进行隔离时需检查隔离效果。难以清洁的物体表面宜选用一次性隔离膜进行覆盖，如操作台面的按钮或把手处，每位患者使用后更换。吸引器、手机的管线也应消毒，建议牙科治疗时在患者间采用中效或低效消毒剂消毒吸引器、手机的管线。在每日患者治疗结束后应空踩 30 s，以排出管路中残存的细菌及液体，每日还应对管路进行消毒，以避免管路内细菌残留。

吸引器头、气、水枪头等中空仪器很难清洁，最好使用一次性物品。使用一次性物品的过程中要检查物品有无破裂、过期、损坏等质量问题；使用后的一次性物品要进行无害化处理，避免被污染的医疗器械流入社会。

3. 治疗器械的消毒 对穿透软组织或接触骨组织的器械如牙周手术器械、牙周洁治器、刮治器等必须灭菌处理。对口镜、镊子、探针等只接触黏膜的器械可采用灭菌处理或采用一次性器械。对使用过的器械及时用流动水清洗，可使用加酶洗液清洗或超声清洗。干燥后，再按器械的性质和要求进行高压灭菌或其他消毒方法。对牙科用手机或超声洁牙机头使用高压灭菌，严格做到一人一机。

要让每一个牙周工作人员认识到牙周临床工作中交叉感染的危险性及交叉感染控制的重要性，只有每个人都严格贯彻执行感染控制和安全措施，才能达到真正控制交叉感染的目的，杜绝和防止医院内感染。

（周爽英）

第九章

疼痛控制技术

第一节　消除患者的焦虑、紧张和恐惧情绪

焦虑、紧张和恐惧情绪是口腔内科治疗中经常遇到的患者就诊表现，尤见于未成年患者。焦虑和恐惧的精神状态影响人对疼痛的反应阈值，增加治疗的困难。有效地控制或消除患者的焦虑、紧张和恐惧情绪，既是医者良好素质和技术的体现，也是保证治疗顺利的初始步骤。消除焦虑、紧张和恐惧，是现代牙科治疗技术的重要组成部分。产生焦虑、紧张和恐惧情绪的原因因人而异、多种多样，可概括如下：

1. 既往的就医经历中有疼痛的经历，害怕检查治疗会带来更大的不适。

2. 环境和他人的影响，如他人不适当的对牙科治疗的解释和描述。

3. 敏感个体。

4. 对医院环境和口腔治疗不了解。

5. 儿童进入生疏的环境，接触陌生者。

医护人员在临床工作中应重视患者的焦虑、紧张和恐惧情绪，从多种角度向患者解释病情及治疗方法，帮助患者缓解焦虑、紧张和恐惧，同时在诊疗过程中须做到如下几点：

1. 有同情心。医护人员应对患者所出现的焦虑或恐惧表现（以语言和表情）表示理解，切忌训斥患者。

2. 建立医患间的有效交流，获得患者对医生的信任。这是保证

治疗成功的重要前提，也可减少医患纠纷。

3. 改善就诊环境。减少噪声，减少患者间的影响和干扰，逐步创造对过度敏感患者单独进行治疗的环境。

4. 减少候诊时间，过度的等待会加重焦虑。

5. 如果治疗的周期较长，应缩短首次就诊治疗的时间，给患者以适应的过程。

6. 必要时，术前给以镇静剂。

7. 术中使用局部麻醉（包括表面麻醉、注射麻醉等）、笑气镇静等多种手段缓解患者的疼痛和不适。

第二节　口腔局部麻醉

局部麻醉是口腔内科最常用的控制疼痛的方法，常用的有表面麻醉和注射麻醉等。局部麻醉药物的种类很多，按其化学结构可分为酯类和酰胺类。

国内常用的局部麻醉（局麻）药物有酯类的普鲁卡因、丁卡因，酰胺类的利多卡因、盐酸布比卡因和阿替卡因。甲哌卡因在国外亦较常使用。

一、表面麻醉

表面麻醉是一项操作简单、效果明显的临床操作。主要适合部分对牙科治疗焦虑、紧张、恐惧的患者在牙科治疗前使用。在牙周治疗前后、局部注射前、冠周炎冲洗前及拆线等操作前使用。表面麻醉也适用于表浅的黏膜下脓肿的切开引流、松动乳牙及恒牙的拔除以及气管插管前的黏膜表面麻醉等操作。表面麻醉的作用原理是将麻醉剂涂布或喷射于手术区表面，药物吸收后麻醉末梢神经，使浅层组织的痛觉消失。

操作上要注意表面麻醉前需隔湿干燥，且表面麻醉药物作用的时间要够长，否则会影响表面麻醉的效果。儿童表面麻醉的应用和成人有不同之处，儿童在注射麻醉前、上橡皮障前以及萌出性龈炎冲洗前均可使用。除此之外，口腔溃疡、糜烂的患者也需要应用表面麻醉药物来缓解口腔疼痛。

对于口腔黏膜表面麻醉药物的选择，需要遵循以下原则：有效性高、黏附性好、安全、口腔专用、口感好。

口腔临床中一种常用作表面麻醉的药物是丁卡因。其优点为易溶于水，穿透力强，麻醉药效能较大，临床上主要用作表面麻醉。缺点是毒性较普鲁卡因大 10 倍，一般不用作浸润麻醉。用作表面麻醉，一次用量也不超过 40~60 mg，即 2% 的丁卡因不超过 2 ml。过敏反应偶见。

目前还有一种可用作表面麻醉的药物是利多卡因凝胶，其含有 2% 的利多卡因，临床验证效果明确，2% 浓度安全性高，而且其口腔黏性好，非常适用于儿童。

二、注射麻醉

除表面麻醉外，局部麻醉主要有注射麻醉，通过注射需要麻醉的区域使麻醉药物的离子渗透到该区域，抑制周围神经或分支神经的神经冲动和传导，达到抑制痛觉的作用。局部无痛，即除痛觉消失外，其他感觉如触压、温度觉仍存在。患者仍保持清醒的意识。

（一）常用药物

1. 阿替卡因

（1）优点：组织穿透性和扩散性较强，给药后 2~3 min 出现麻醉效果。含 1∶100 000 肾上腺素的阿替卡因对牙髓的麻醉时间约为 60~70 min，软组织麻醉时间可达 3 h 以上。适用于成人及 4 岁以上儿童。对于儿童及老年人，必须根据年龄、体重、手术类型使用不同的剂量，酌情减量。

（2）过敏反应：罕见。

2. 普鲁卡因

（1）优点：麻醉效果较好，价格低廉，毒性和不良反应小。

（2）缺点：其血管扩张作用较为明显，故应用时常加入少量肾上腺素，以减慢组织对普鲁卡因的吸收而延长麻醉作用的时间。

（3）过敏反应：酯类麻醉药物，偶能产生过敏反应。

（4）注意事项：用药前应仔细询问用药史、过敏史。对有过敏体质者慎用，必要时用药前进行皮试。严重低血压、心律不齐和患有脑脊髓疾病者禁用。下列情况慎用加有肾上腺素的普鲁卡因：高血压、动脉硬化、甲状腺功能亢进（甲亢）、糖尿病及各类心脏病患者。一次剂量不得超过 1 g。一般口腔内科治疗时的局部麻醉不会出现过量用药，但在儿童用药时需注意。过量用药时，可出现言语增多、恐惧、肌肉战栗、血压升高、脉快、呼吸加深等中枢神经症状，严重时会出现惊厥。处理时，保持有效呼吸保证不缺氧，上述症状可缓解。出现惊厥，可同时用抗惊厥药物。

3. 利多卡因

（1）优点：局麻作用较普鲁卡因强，维持时间亦长，有较强的阻滞穿透性和扩散性，可用作表面麻醉。但在临床上主要以含 1 : 100 000 肾上腺素的 1% ~ 2% 利多卡因行阻滞麻醉。目前是口腔科应用较多的局麻药。还有迅速而安全的抗室性心律失常作用，因此对心律失常患者常作首选的局部麻醉药物。

（2）过敏反应：罕见。

（3）注意事项：严重的房室传导阻滞患者及脉搏小于 55 次 / 分钟者禁用。对加有肾上腺素的利多卡因，遇下列情况应慎用：高血压、动脉硬化、心律不齐、甲亢、糖尿病、各类心脏病等。一次最大剂量为 400 mg。

一般口腔内科治疗时的局部麻醉不会出现过量用药，但儿童患者应注意。过量用药的毒性反应表现为神志消失、呼吸抑制或暂时性麻痹、惊厥和周围循环抑制症状。人工呼吸，确保患者处于不缺氧状态，并同时使用抗惊厥药，可控制病情。

4. 布比卡因

（1）优点：麻醉持续时间为利多卡因的 2 倍，一般可达 6 h 以上；麻醉强度为利多卡因的 3 ~ 4 倍，特别适合费时较久的手术，术后镇痛时间也较长。

（2）过敏反应：罕见。

（二）口腔局部麻醉的麻醉前准备及注意事项

1. 询问患者全身疾病史、用药史、药物过敏史。对有心血管疾病者，慎用加有肾上腺素的药物。对有过敏史的患者，慎用普鲁卡因类药物。

2. 选择合适的麻醉方法，对有牙槽骨和黏膜炎症的牙齿尽可能不选择局部浸润麻醉。

3. 对过度紧张的患者、有过度饮酒史的患者，应适当加大剂量（增加常用量的 30%~50%）。

4. 需要麻醉牙髓神经时，可适当加大剂量（增加常用量的20%~30%）。

5. 避免过量用药。

6. 对过度紧张的患者、儿童患者进行注射麻醉前应先进行进针部位的黏膜表面麻醉。

7. 麻醉药 1~2 h 药效才会消失，在麻醉没有消失之前不能咬舌头和嘴唇。

8. 术后在 3~4 h 之内不能喝热水，不能吃热的食物。

（三）口腔局部注射麻醉的方法

1. 浸润麻醉　浸润麻醉是将局部麻醉药物注入组织内，以作用于神经末梢，使之失去传导痛觉的能力而产生麻醉效果。浸润麻醉时，药液用量大，故其浓度相对较低。临床常用药物为盐酸阿替卡因肾上腺素注射液或 0.2%~0.5% 利多卡因。

（1）局部浸润麻醉

1）适用范围：①上颌前部单个牙的牙龈组织、牙槽骨、牙周膜和牙髓的麻醉。②儿童上、下颌单个牙的牙龈组织、牙槽骨、牙周膜和牙髓的麻醉。③下颌骨骨皮质较厚，除儿童外，较少使用局部浸润麻醉。

2）方法：注射麻醉药于牙槽的唇颊侧和舌腭侧的黏膜下或骨膜上。唇颊侧注射时，注射针在前庭沟刺入黏膜，针与黏膜约成30°~35°角，注射麻醉药 1~2 ml。舌腭侧注射时，在硬腭上距牙龈缘 0.5~1 cm 处进针，注射麻醉药 0.5 ml。针头碰到骨面时应略回抽少许。麻醉牙髓组织时，药物注射部位应尽可能在根尖孔的位置。注射针的斜面应和骨面平行，进入组织。根据不同需要确定药量，一般局部浸润用药在 0.5 ~ 1.5 ml 之间。成年人、老年人牙髓和牙根手术时，用药量要略多一些。

（2）上牙槽前神经麻醉

1）适用范围：单侧上颌前牙的唇部牙龈组织、牙槽骨、牙周膜和牙髓。

2）注射部位：上颌尖牙根尖部骨膜上，针斜面与骨面平行。

3）注意事项：上中切牙由于对侧神经的交叉，可能出现麻醉不完全。可在局部补充进行骨膜上麻醉。药量为 1 ~ 2 ml。

（3）上牙槽中神经麻醉

1）适用范围：上颌双尖牙、第一恒磨牙近中颊根及其周围组织。

2）注射部位：上颌第二双尖牙根尖上方骨膜上。药量为 1.0 ~ 2.0 ml。

（4）牙周膜注射法：对于单纯使用黏膜浸润和阻滞麻醉效果不全及有出血倾向的患者时，可使用牙周膜注射法加强麻醉效果，减少注射出血。自牙的近中和远中刺入牙周膜，深约 0.5 cm，分别注入麻醉药 0.2 ml。对于有牙周炎的患牙，不建议进行牙周膜麻醉。

适应证：多用于上颌牙槽突及下颌前牙区的牙槽突（牙槽骨较薄，骨质疏松，药物易渗透）。

2. 阻滞麻醉　是将局部麻醉药液注射于神经干或其主要分支周围，以阻断神经末梢传入的刺激，使被阻滞的神经分布区域产生麻醉效果。阻滞麻醉范围广，可减少麻醉药用量及注射次数。减少疼痛，避免感染扩散。

（1）上牙槽后神经阻滞麻醉

1）适用范围：上颌磨牙及其周围组织（上颌第一恒磨牙的近中颊根，可能出现麻醉不完全），上颌结节周围组织。

2）方法：患者应取半张口位。术者以口镜拉开唇颊组织。自上颌第二磨牙颊沟处进针，沿上颌骨骨面向上、向后，达上颌结节后方，亦即最后一个磨牙根尖区再向内约 0.5 cm，总进针深度为 1.5 cm。注射针头向内、向后与咬合平面成 45° 角。应边进针边缓慢少量注射药物，进针速度要慢。到达注射部位时，需回吸无血，再注射药液 1.0 ~ 1.5 ml。

3）注意事项：注意不要进针太深，以免碰及翼静脉丛。进针时边进针边注射有助于防止刺破血管。不慎刺破血管时，如果出现血肿，可在局部加压冷敷。儿童患者由于上颌骨疏松，涉及上颌牙的麻醉一般通过局部骨膜上麻醉即可得到满意的效果。

（2）眶下神经阻滞麻醉

1）适用范围：前、中上牙槽神经及眶下神经的分支，适用于涉及上颌前牙及周围组织，包括上唇组织同时手术时，以避免多点注射；或当前牙需要治疗而又不适宜进行骨膜上注射时，如在急性炎症期。

2）方法：注射部位为眶下孔内。眶下孔位于眶下正中 0.5 ~ 1.0 cm 处，可用示指触及。口外进针，左手示指压于眶下孔上方指导进针位置。口内进针，进针孔位于第二双尖牙外侧 1.5 cm 的前庭部位进针，针与牙长轴平行，沿骨面达眶下孔。药量为 1.0 ml。

（3）鼻腭神经阻滞麻醉

1）适用范围：前腭部黏骨膜、上切牙腭部组织的麻醉。

2）方法：注射部位为两中切牙正中距龈缘 5 mm，切牙乳头侧面进针，尖端触及骨面并应进入切牙孔少许。药量为 0.2 ~ 0.3 ml。

（4）腭大神经阻滞麻醉

1）适用范围：硬腭后 2/3 黏骨膜，包括双尖牙之后部分腭侧牙龈组织的麻醉。

2）方法：注射部位为自对侧进针，进针点在第二磨牙腭侧自龈缘至腭中缝连线外及中 1/3 交界处。腭大孔位于软硬腭交界前方 0.5 cm、腭中缝连线外及中 1/3 交界处。药量为 0.5 ml。

（5）下牙槽神经阻滞麻醉

1）适用范围：将麻醉药注射到下颌骨升支内侧面的下颌孔附近，麻醉药扩散后可麻醉下牙槽神经，使同侧下颌骨、下牙、牙周膜和第一前磨牙之前的唇侧牙龈、黏骨膜及下唇无痛。注射麻醉药时针尖达到翼下颌间隙内，故又称翼下颌注射法。

2）方法：常规注射方法为嘱患者头稍后仰、大张口，进针方向自对侧前磨牙区与中线呈 45°，在颌平面上 1 cm 平行进针，以颊脂垫尖端为进针点，进针至深度为 2.5 cm 左右时，即可触及下颌骨升支内侧面的下颌神经沟骨面，回抽无血，注射麻醉药约 1.5 ~ 2 ml。约 5 min 后，患者即感下唇口角区麻木、肿胀感、刺激无痛。如超过 10 min 仍未出现麻醉征，可能注射部位不准确，应重新注射。

3）症状和体征：下唇、颏部及舌尖出现麻木和变肥厚的感觉，在处理过程中没有疼痛。

4）注意事项：注意患者取仰卧位时解剖位置的变化，及时调整进针方向。注意儿童不同发育期下颌骨的发育程度，调整注射点。缓慢进针，边进针边注射药液，有助于减少疼痛，避免刺破血管和神经。麻醉牙髓神经时，应适当增加药量。

（6）颏神经阻滞麻醉

1）适用范围：切牙及尖牙范围的牙髓、牙周韧带、唇侧牙龈组织、唇黏膜的麻醉。

2）方法：注射部位为第二前磨牙根尖部、颏孔的位置。注射器自第二双尖牙后方进入黏膜，注射少量药液，然后向前，进入或在颏孔处注射。药量为 0.5 ~ 1.0 ml。

（7）颊神经阻滞麻醉

1）适用范围：后牙区的颊黏膜和颊侧牙龈的麻醉。

2）方法：注射部位为下颌最后一个磨牙的远中、与咬合平面平齐，升支外侧进针，深约 0.5 cm。药量为 0.5 ml。若只麻醉单个牙的颊侧牙龈，可于该牙的远中颊沟进针至黏膜下注射。

（8）舌神经阻滞麻醉

1）适用范围：半侧舌体组织。

2）方法：见下牙槽神经阻滞麻醉。

3. 无痛微创局部麻醉技术（single tooth anesthesia，STA） 无痛微创 STA 是目前最先进的电脑控制下的局部麻醉注射技术，其无痛、微创、针头小的特点能够减少儿童及牙科恐惧症患者在口腔治疗前对注射麻醉药的恐惧。该技术系统有以下优势：①将疼痛感降至最低：STA 技术系统缓慢的注射速度可避免因药液聚积引起组织内压力骤升而导致疼痛，有利于降低牙周膜及腭部麻醉的疼痛程度。②其注射器针头小，有针头隐身性能，可降低患者的恐惧水平。③减少麻醉术后并发症。④医生采用执笔式操作注射，支点稳定，增加注射安全性。

三、口腔局部麻醉并发症

1. 晕厥　突发性、暂时性意识丧失。一般因恐惧、饥饿、疲劳及全身情况较差、疼痛以及体位不良等因素引起。可表现为头晕、胸闷、面色苍白、全身冷汗、四肢无力、脉弱、恶心和呼吸困难等。防治原则为做好患者思想工作，避免空腹进行麻醉，一旦发生迅速停止注射，放平椅位，松解衣领，氧气吸入和静脉补液等。

2. 过敏反应　可发生于注射酯类局麻药物后，即刻反应可出现突然惊厥、昏迷、呼吸心搏骤停而死亡，延迟反应是血管神经性水肿。防治原则为术前仔细询问过敏史，必要时做过敏试验。

3. 中毒　常因单位时间内注射药量过大或局部麻醉剂快速注入血管引起。防治原则：应了解局麻药一次的最大用量及原则。

4. 注射区疼痛　常见原因为麻醉剂变质或混入杂质，或针头钝而弯曲等。防治原则为注射前认真检查麻醉剂及器械。

5. 血肿（组织内出血肿胀）　在注射过程中，刺破重要的血管和静脉会出现血肿。所以在注射时，针头回抽无血才可以推注。如果发生意外，可施行压迫止血 1～2 min，并采用冷敷。

6. 感染　注射针被污染，注射局部或麻药消毒不严等会导致感染。防治原则为药剂及器械严格消毒，注射时避免穿过炎症区。

7. 针头折断　如针头太细或太短，可发生针头折断。操作不当也是原因之一。防治原则为注射前检查针的质量。

8. 暂时性面部麻痹　患者感觉注射侧的眼睑不能闭合，嘴唇下垂。如出现面瘫，待药物作用消失后，可自行恢复。但有时症状会时间长一些。

9. 神经的损伤　在进行神经干阻滞麻醉时，可出现神经的损伤。可引起局部不适和麻醉时间延长。可采用针刺、理疗等方法治疗。

10. 牙关紧闭　发生于神经干阻滞麻醉时，由于麻醉药注射到肌肉，使肌肉失去收缩和舒张的功能。出现痛苦表情，嘴巴活动受限。麻醉过后，大多在 2 ~ 3 h 内恢复。

11. 暂时性复视或失明　由于注射针误入下牙槽动脉且未抽回造成，局麻药作用消失后即可恢复。防治原则为推注局麻药物前回抽。

12. 颈丛神经阻滞麻醉的并发症　颈交感神经综合征，声音嘶哑，全脊髓麻痹。

第三节　笑气镇静镇痛技术

舒适牙科的概念是指患者在就诊过程中心理和生理的双重舒适，能够帮助患者消除不适和疼痛，减少并发症，缓解焦虑。在牙科临床中可以应用笑气实现舒适牙科的理念。一氧化二氮，又称笑气，是一种无色有甜味气体，化学式 N_2O，在室温下稳定，有轻微麻醉作用，并能致人发笑。其麻醉作用于 1799 年由英国化学家汉弗莱·戴维（Humphry Davy）发现，是人类最早应用于医疗的麻醉剂之一。笑气用于麻醉，对呼吸道无刺激，对心、肺、肝、肾等重要脏器功能无损害。在体内不经任何生物转化或降解，绝大部分仍以原药随呼气排出体外，仅小量由皮肤蒸发，无蓄积作用。吸入体内只需要 30 ~ 40 s 即产生镇痛作用，镇痛作用强而麻醉作用弱，受术者处于清醒状态，避免了全身麻醉并发症，术后恢复快。

笑气 / 氧气吸入镇静是吸入笑气和氧气的混合气体（其中笑气浓度不高于 70%，而氧气浓度不低于 30%），是最安全的牙科用麻醉方式之一。应用于口腔科、产科、急诊、儿科等的检查治疗，国外已广泛应用于牙科治疗。笑气 / 氧气吸入能够快速产生镇痛作用和缓解焦虑情绪，患者获得镇静，在整个治疗过程中保持清醒、放松、舒适，对语言指令有反应，张口合作，配合治疗，起效和恢复迅速、完全。在适量用药和操作正确的情况下几乎没有任何副作用,安全性高,镇静深度易控制避免医源性心理创伤,降低医生压力,节约时间,提高效率。用于儿童牙病患者以及具有牙科焦虑症患者的治疗尤为合适。此外,该技术对一些患者还能提供一定程度的止痛效果。

镇静和镇痛是一个连续变化的过程,根据对意识的影响由浅到深依次分为抗焦虑、有意识镇静、深镇静和全身麻醉。当镇静水平为抗焦虑时(笑气浓度<50%)时,患者能对术者的言语刺激做出与其年龄或认知水平相应的反应;当镇静水平为有意识镇静时,患者对言语或触摸刺激会做出适当反应,对疼痛刺激的逃避反应不包括在这些反应中。在使用本技术时,医生需保持患者处于有意识状态,各种保护性反射都存在,并能自主保持呼吸道的通畅。

笑气/氧气镇静技术适用于如下人群:怕痛、恐惧、有牙科焦虑症、需要特殊监护(高血压)、咽反射强烈、想要舒适化的患者,以及哭闹拒绝型儿童等。控制笑气/氧气的设备必须是安全的:①保证任何时候都有氧气供应;②笑气最高浓度不高于70%,氧气浓度不低于30%;③具有防止人为犯错的设置;④存在报警系统。医生在使用该技术时,还需密切关注患者的情绪变化,对患者出现的疼痛、焦虑反应采取必要的措施。

(周爽英)

第十章

牙周炎治疗计划的制定

第一节 牙周炎患者风险评估及预后判断

牙周炎在明确诊断后，通常进行患者的风险评估及预后判断，正确的风险评估和预后判断是确定治疗计划的关键。风险评估及预后判断通常包括患者水平及牙位水平两方面，通过对患者个体及每个牙位牙齿情况的评估，可以确定个体化的治疗设计，有助于达到良好的治疗效果。

一、患者水平

对患者的风险评估主要包括患者的全身情况及健康状态、牙周炎的家族史、职业、行为习惯、社会心理因素及依从性等。

与牙周炎治疗的效果和长期疗效维持密切相关的因素有：

1. 患者的依从性和口腔卫生状况　患者有良好的依从性，能够很好地进行刷牙、使用牙线、牙间隙刷，能够进行定期复查复治，是保证牙周治疗效果的最重要因素之一。

2. 吸烟及心理压力等因素　吸烟量越大对牙周炎的危害程度越高，吸烟影响牙周炎的治疗，应告知患者减少吸烟或戒烟，以达到良好的治疗效果。工作压力大、精神紧张、熬夜等也会引起牙周炎病情发展、使病情加重。

3. 未控制的糖尿病　糖尿病患者血糖控制不佳也是牙周炎的高危因素，同时牙周炎的有效治疗有助于糖尿病患者控制血糖，两者具有双向的关系。

二、牙位水平

根据牙周组织的破坏情况，牙齿的预后可以分类为预后佳、预后良、预后中等、预后可疑、预后差 5 种情况，其中预后佳、预后良或预后中等的患牙都应积极进行治疗，并能取得较好的疗效。对于预后可疑的患牙，在患者有积极保留意愿的情况下，可以进行治疗试保留。随着牙周基础治疗的普及，以及牙周组织再生术、植骨术的应用，预后可疑的牙齿也有可能改变预后得以保留。对于预后差的患牙，通常认为应该及时拔除，并考虑进一步的修复方案。牙齿预后分类如下：

1. 预后佳　无明显附着丧失和骨吸收，PD ≤ 3 mm，局部刺激因素可消除并能使牙周组织恢复健康。患者合作，无全身和环境危险因素。

2. 预后良　少于 25% 的附着丧失，PD ≤ 5 mm，轻度骨吸收（骨吸收占根长百分比 < 33%），可能有Ⅰ度根分叉病变和（或）轻微松动。局部致病因素可控制，患者的依从性好，无全身及环境危险因素的影响，或虽有全身因素但已得到良好的控制。

3. 预后中等　25% ~ 50% 附着丧失，PD > 5 mm，33% ~ 50%BL，Ⅱ度根分叉病变可控制，牙松动Ⅰ度。无全身及环境危险因素的影响，或虽有全身因素但已得到良好的控制。

4. 预后可疑　> 50% 附着丧失，PD ≥ 6 mm，中、重度骨丧失（50% ~ 70%BL），牙齿松动Ⅱ度，Ⅱ ~ Ⅲ度根分叉病变，牙根外形及冠根比较差，牙根短、根柱长、根间距窄，治疗器械难以达到病变处以有效清除菌斑和牙石，有或无全身及环境危险因素，患者依从性较差，吸烟等。

5. 预后差　无充足的附着，PD ≥ 6mm，重度骨吸收和深牙周袋，牙齿松动明显（Ⅱ度以上），菌斑、牙石等局部病变不能控制和维护，全身及环境因素难以控制，不能维持健康、舒适和功能，属拔牙指征。

对于牙周炎患者的风险评估与预后判断，需结合患者水平与牙齿水平两方面的情况综合考虑，依从性好、全身健康、不吸烟（或愿意戒烟）、具备良好口腔卫生习惯、愿意积极治疗的患者，对其患牙的保留可以采取积极的态度，通过牙周系统治疗可以达到较好的效果。

第二节　牙周炎的系统治疗设计

在全面进行了患者与患牙的风险评估和预后判断后，牙周炎患者的治疗需要进行系统的治疗设计，通常治疗分为基础治疗、手术治疗、恢复咬合的正畸、修复治疗及维护治疗4个阶段。在实施治疗计划前应明确告知患者病情的预后及影响预后的危险因素，监控患者的全身情况，如中老年患者的高血压、糖尿病的情况；纠正患者的不良生活习惯如吸烟、熬夜等。只有全面提高患者的依从性、控制影响牙周炎的高危因素才能获得较好的治疗效果。

一、第一阶段——基础治疗

帮助患者控制影响预后的全身因素及行为和心理因素，建立良好的口腔卫生习惯，运用洁治、刮治等治疗手段，消除病因，控制牙周炎症。此阶段的主要治疗内容包括：

1. 口腔卫生指导。教会患者自我控制菌斑的方法，养成口腔卫生习惯，如正确地刷牙，使用牙线、牙缝刷清除邻面菌斑和食物嵌塞，使用菌斑显示剂检查菌斑控制情况等。

2. 拔除预后差和不利于将来修复的患牙。

3. 龈上洁治、龈下刮治和根面平整、牙面抛光。

4. 根据需要应用抗菌药物。

5. 牙周炎症控制后行咬合调整。

6. 充填龋齿和牙髓治疗，矫正不良修复体和食物嵌塞等。

7. 松牙固定。

牙周基础治疗阶段完成后1～3个月，需要进行治疗效果的再评估，对患者的口腔卫生情况及治疗的疗效进行复查，强化口腔卫生，对治疗效果不佳的位点再次进行基础治疗或进行手术治疗。

二、第二阶段——手术治疗

在患者口腔卫生良好的情况下，经过牙周基础治疗后，如果仍有6 mm及以上的牙周袋，且探诊有出血，或牙龈及牙槽骨形态不利于菌斑控制，或需要植骨术及牙周组织再生时，则需要进行手术治疗。手术治疗的目的是能够在直视下进行彻底的根面平整和清创、修整牙龈或牙槽骨等不利于菌斑控制的外形、引导牙周组织再生等。

经过牙周基础治疗和手术治疗后，牙周炎症得到控制，牙周支持组织得到加强，各项牙周指标需控制良好，尽可能达到如下标准：

1. 消除牙龈炎症，全口平均探诊后出血（BOP）位点≤25%。

2. 牙周袋减低，无探诊深度＞5 mm的位点。

3. 控制多根牙的根分叉病变　Ⅰ、Ⅱ度根分叉，水平探入不超过3 mm，Ⅲ、Ⅳ度根分叉病变可自洁。

三、第三阶段——恢复咬合的正畸、修复治疗

患者在牙周炎得到有效治疗后，可以进行正畸治疗和永久的修复治疗。建立良好的咬合关系，有助于牙周炎患牙维持良好的长期疗效。对于牙周炎患者，正畸过程中要密切监控牙周指标。当牙周炎症复发时，需停止正畸治疗，进行牙周炎的治疗，在牙周炎症控制后方可进行正畸治疗。

四、第四阶段——维护治疗

1. 定期复查　根据患者的病情及口腔卫生情况确定复查时间，每3~6个月临床复查1次。检查菌斑控制情况、牙龈炎症、牙周袋深度、附着水平、咬合情况及牙齿动度。6~12个月可以考虑拍摄X线片，观察牙槽骨情况。

2. 复治　根据复查发现的问题进行治疗和强化口腔卫生指导。制定个体化的有针对性的牙周炎患者的治疗计划，是保证治疗成功的重要组成部分。治疗计划由医生设计，但能否实施取决于患者对疾病的认识、时间、经济能力等诸多因素。第一阶段基础治疗和第四阶段维护治疗是每位患者必需的治疗步骤，牙周基础治疗和维护治疗为取得牙周炎的良好治疗效果提供了重要保证。

（周爽英）

第十一章

牙周基础治疗

第一节　菌斑控制

牙菌斑是引起牙周病的始动因子，在牙周病的发生、发展中发挥至关重要的作用，而牙菌斑去除后还会不断地在牙面上形成。菌斑控制是指日常清除牙菌斑并防止其在牙面及其临近牙龈表面继续形成，是维持牙周组织健康、预防和治疗牙周病的必要措施，更是种植、修复、正畸等治疗开展的前提，是以菌斑控制为导向的牙周治疗方案（guided biofilm therapy，GBT）的理论基础。在牙周治疗中，彻底清除牙菌斑及牙石后，必须对患者进行口腔卫生宣教和指导，使患者能够持久有效地进行菌斑的自我控制，防止菌斑、牙石的再次形成，防止牙周病的复发，保持长久的牙周健康和治疗效果。对牙菌斑的有效控制不仅依赖于医生实施精心的治疗和维护，也同样依赖于患者个人认真的清洁和护理。

一、口腔卫生宣教内容

1. 介绍有关牙周病的基础知识，例如，什么是牙周病，牙龈为什么会出血。

2. 使患者了解口腔卫生差的危害性及菌斑是牙周病的主要致病因素。

3. 使患者了解控制菌斑在牙周治疗及保持长期疗效方面的重要性，调动患者的积极性，使患者对医生的治疗充满信心，增强其依从性。

4. 口腔卫生指导（oral hygiene instruction，OHI）　教会患者清除菌斑的正确有效方法，使患者能长期保持口腔卫生，维护疗效。

二、菌斑的检查

1. 菌斑显示液　碱性品红、赤藓红。①使用前患者清水含漱，清除牙面软垢。②用小棉球蘸满显示液在每2个牙齿相邻处牙面轻轻挤压，使显示液流到牙面上，不要用力涂擦，以免擦去牙面上的菌斑，影响显示效果。③或者将显示液滴在患者舌尖，令其用舌尖依次舔到各个牙面约1 min。④然后再次清水漱口，菌斑即可显示红色，见图11-1。

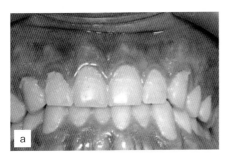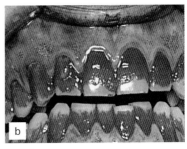

图 11-1　菌斑显示液使用前（a），使用后牙面上呈红色处显示有菌斑（b）

2. 菌斑显示片　主要用于患者家庭检查口腔卫生。①使用前患者清水含漱，清除牙面软垢。②取一片放入口内，使用两侧牙齿将其嚼碎，再使用舌尖舔至全部牙面内外两侧。③然后将口中残余物吐出，并使用清水漱口，即可显示菌斑呈红色，患者对镜自我检查。

三、菌斑控制的技术及用具

（一）菌斑控制的用具

菌斑显示液、菌斑显示片、牙刷、牙膏、邻面清洁工具（牙线、牙间隙刷、牙签），冲牙器及含漱剂等。

（二）刷牙方法

从预防牙周病的角度，清除菌斑的重点为牙龈与牙面的交接处和邻间隙，目前推荐的刷牙方法主要为水平颤动法和竖转动法，以水平颤动法为好。

1. 水平颤动法（由 Bass 提出，又称 Bass 刷牙法），见图 11-2。

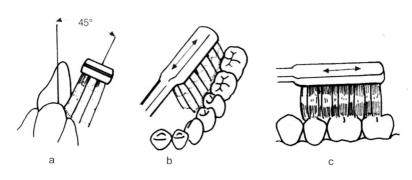

a　　　　　　　　b　　　　　　　　　　　　c

图 11-2　Bass 刷牙法（水平颤动法）

牙刷毛放在龈牙连接处，与牙面呈 45°角向着根向，轻轻加压使部分毛束末端进入牙龈沟和邻面（a）。牙刷在原位做近远中方向的轻柔颤动 4~5 次（b）。刷咬合面时，刷毛垂直于𬌗面轻加压，使毛尖进入窝沟点隙，做前后方向的颤动，约 4~5 次（c）。

（1）选用软毛牙刷，以免损伤牙龈。

（2）位置：牙刷毛应放在牙龈和牙齿交接处。同时覆盖牙面及牙龈缘。

（3）角度：牙刷毛与牙面呈 45°角，毛端向着根尖方向轻轻加压，使毛束末端一部分进入牙龈沟内，一部分在沟外进入邻面。

（4）方向：牙刷在原位做近远中方向的水平颤动 4~5 次，颤动时牙刷毛移动约 1 mm，最后增加一个向𬌗面（切缘）的顺刷动作，可将龈缘附近和牙间隙内的菌斑去除。刷上、下前牙舌面时牙刷头竖起，刷头后部接触近龈缘处牙面，上下颤动。

（5）力量：力量不要过大，不要把刷毛压倒，这样会损伤牙龈；长期用力过大也会损伤牙颈部的牙体组织，形成楔状缺损，造成牙齿敏感。但也不能力量过小，降低清除菌斑的效果。刷牙时牙龈有轻度受压的感觉即可。

（6）顺序：根据个人的习惯进行，一般顺序是先上外，后下外，再下内，最后上内，以免遗漏。每次牙刷覆盖约 2 个牙位，重复上述动作。

（7）面面俱到：刷完上、下牙齿的颊舌侧面后，最后一个牙齿的远中面及牙齿的咬合面均要刷到。

2. 竖转动法（Rolling 法） 本法可选用软毛牙刷，刷毛不进入龈沟，故牙刷不会损伤牙龈，也可有效地去除菌斑及软垢，且能降低牙龈退缩的风险，维护牙龈的外形。对于唇颊侧牙龈退缩明显、牙龈薄、角化龈少甚至缺失的患者，不适合使用水平颤动法，建议使用竖转动法。此法亦适用于牙周病手术后一段时间的患者，见图 11-3。

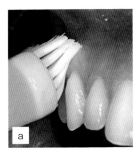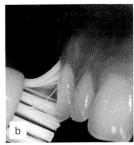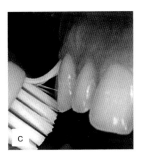

图 11-3 竖转动法

刷毛与牙的长轴平行，贴向牙面，刷毛指向牙龈缘，覆盖部分牙龈（a）。轻压扭转牙刷，使牙刷毛与牙长轴呈 45° 角，部分刷毛加压在龈牙连接处，部分加压在龈乳头上，并且少量进入牙间隙（b）。向𬌗面方向转动牙刷 5~6 次（c）。

（1）唇颊面和后牙舌腭面的动作：①刷毛与牙的长轴平行，贴向牙面，刷毛指向牙龈缘，覆盖部分牙龈。②加压扭转牙刷，使刷毛与牙长轴呈 45° 角，此时部分刷毛加压在牙龈与牙连接处，部分加压在龈乳头上，并且少量进入牙间隙。③转动牙刷，即刷上牙时刷毛顺着牙间隙向下刷，刷下牙时从下往上刷。这时要注意，执牙刷的手腕一定是在转动，刷的动作稍慢些，让刷毛尖通过牙龈与牙连接处时的压力稍有力些，并带一点震颤的手法，使龈缘及龈乳头得到生理性按摩。④这样的转动在同一部位要反复 5~6 次。

（2）前牙舌腭侧面的动作：可将牙刷柄与牙体长轴平行，牙刷毛与牙面垂直，部分毛束压在牙龈上，然后顺着牙间隙向冠方拉刷。

3. 刷牙次数与时间　每日刷牙 2 次，早、晚各 1 次。每次全口刷牙大约 3 min。

（三）牙刷

1. 牙刷　刷毛由细尼龙丝制作，光滑有弹性，毛头圆钝，有软、中、硬不同的规格，一般应选择较软毛的牙刷。牙刷头部不宜过大，成人牙刷头长度 25~32 mm，宽度 8~10 mm，刷毛高度 10~12 mm，刷毛直径 0.18~0.2 mm。毛束以 3~4 行标准为宜。牙刷柄应有足够长度，以利握持，呈一定角度，使用时较为方便。

2. 电动牙刷　电动牙刷是利用高速振动的机芯带动刷毛头旋转或振动以达到洁牙的效果，与传统的手动牙刷相比，电动牙刷在电力驱动下，刷头以每分钟几千次乃至上万次的速度运动，瞬间将牙膏分解成细微泡沫，深入清洁牙间隙。与此同时，刷毛的颤动能促进牙龈的血液循环，对牙龈组织有按摩效果。能操纵电动牙刷的人均可使用，尤其适用于残疾人（生理障碍、精神障碍）、年幼儿童、卧床不能动等不能使用或不方便使用传统手动牙刷者。电动牙刷操作较手动牙刷简单，易于掌握；对于喜欢电动牙刷的人群，如儿童等，有利于提高刷牙的依从性。现在有些电动牙刷设有定时装置，利于控制刷牙时间。

3. 牙刷的放置和更换　使用后尽量甩干水后竖放在杯子内。一般情况下建议 3 个月左右更换新的牙刷。但具体观察牙刷毛的形状，发现出现倒伏、磨损等应该及时更换。因为这样形状的牙刷毛不仅不能很好地清除牙菌斑，甚至可能会损伤牙龈、牙齿等软硬组织。

（四）牙膏

1. 牙膏的作用　牙膏中所含的摩擦剂和洁净剂可增加刷牙的洁净作用。药物牙膏主要在防龋、消炎、止血、防酸、止痛、抑制牙石形成、减轻口臭等方面有增效作用。

2. 牙膏成分

（1）清洁剂：十二醇硫酸钠或脂肪酸钠，一般含量不超过 5%。

（2）摩擦剂：为不溶性无机盐，如碳酸钙，有机械去污作用，应选用颗粒较小者，否则对牙体、牙龈损伤大。

（3）胶粘剂：用甘油类物质，把其他成分粘合在一起。

（4）芳香剂：各种香精，主要起到爽口除臭的作用。

（5）药物成分：根据不同的目的，加入不同的药物成分。

3. 牙膏的选择　牙膏一般分为普通牙膏、氟化物牙膏和药物牙膏。氟化物与牙齿接触后，使牙齿组织中易被酸溶解的氢氧磷灰石形成不易溶解的氟磷灰石，从而提高了牙齿的抗腐蚀能力（防龋作用），但 3 ~ 4 岁前的儿童不宜使用含氟牙膏。含氯、氯己定等成分的药物牙膏具有防龋、减少菌斑和牙石的形成、脱敏及减轻牙龈出血、抑制口臭等作用。但要记住，牙膏（无论是普通牙膏还是药物牙膏）主要起辅助作用，口腔卫生的保持要靠认真而有效的刷牙。药物牙膏用过一段时间后，应更换另一种含有不同药物成分的牙膏，以免口腔内菌群失调。

（五）邻间隙清洁方法

牙齿的邻面和牙间隙易堆积菌斑，是牙周病的好发部位，而刷牙又难以清除该处的菌斑。牙周病患者因牙间隙暴露或牙齿排列不齐或戴各种正畸固定装置，单纯用牙刷刷牙已不够。实践证明正确的刷牙方法也仅能去除牙面菌斑的 60% ~ 70% 左右，甚至更低。遗留在牙邻面接触点以下或其他不易清洁区域内的菌斑，必须辅助以其他方法，如牙线、牙签、牙缝刷，甚至冲牙器等邻面清洁工具才能去除。

1. 牙线　牙线一般由尼龙线、丝线或涤纶线组成，对清洁牙的邻面菌斑很有效，特别是对平的或凸的牙面。牙线可分为有蜡牙线和无蜡牙线二种。

（1）使用方法（图 11-4）

1）取一段约 15 ~ 20 cm 的牙线，将线的两端打双结形成一个线圈，或把牙线两端固定在双手中指上。

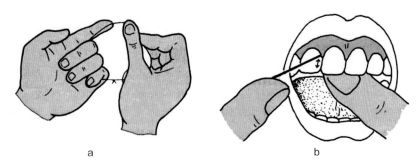

图 11-4　牙线的使用

让牙线形成线圈，双手绷紧固定牙线，指间距 1 ~ 1.5 cm（a）。牙线轻轻从𬌗面通过两牙之间接触点，进入龈沟内，呈"C"形包绕邻面颈部牙面，然后冠向移动，刮除牙面上菌斑，4 ~ 5 次（b）。

2）双手示指或拇指将牙线绷紧，指间距 1 ~ 1.5 cm，该段牙线轻轻从𬌗面通过两牙之间接触点，如接触点过紧时可做颊舌间拉锯动作，即可通过接触点。

3）将牙线轻贴包绕牙颈部牙面，然后将牙线送到该牙的龈沟内。

4）将牙线紧贴牙面呈"C"形，尽量加大与牙面的接触面积，然后冠向移动，刮除牙面上菌斑。重复第三步和第四步 4 ~ 5 次。然后将牙线包绕到该牙间隙的另一侧相邻牙面（邻面）重复上述"刮除"动作。

5）将牙线从邻面取出，依此法进入相邻牙间隙，逐个清除全牙列邻面牙菌斑。不要忘记最后一颗牙齿的远中面。操作过程中可随时清水漱口，或每处理完一个区段牙齿清水漱口。

（2）注意事项

1）两手固定牙线的手指之间的距离应合适，不宜过长，以便于操作。

2）避免强行通过接触点（面）而损伤龈乳头。

3）牙线必须包绕牙颈部后再放入龈沟内，一则免于损伤牙龈，二则可以增加牙线与牙齿的接触面积，见图 11-5。

4）最好每日使用一次牙线，尤其是睡前。

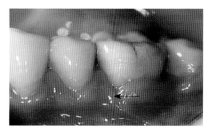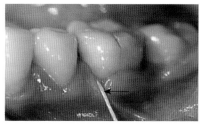

图 11-5 牙线使用不当造成牙龈损伤（黑色箭头所指处）

5）对成人和儿童都适用，但儿童使用最好在成人监控下，以免损伤牙龈。

6）由于牙线的编织结构（纤维平行状排列）不同于普通丝线（纤维呈扭结状），因此不能用普通丝线替代牙线。

7）无蜡牙线适用于牙齿接触比较正常的间隙，牙线进入邻面后，牙线能够分摊开，接触面积大；有蜡牙线适用于牙齿接触紧的间隙，牙线光滑易通过，不易变毛糙，也不易断裂。

8）有些患者手指不方便进入后牙间隙，可以使用牙线夹辅助牙线。

2. 牙签

（1）适应证

1）龈乳头退缩，牙间隙增大者。

2）有凹槽的牙面或根分叉暴露区。

3）可对牙龈加压以刺激及按摩萎缩的龈乳头。

（2）种类：牙签有木质和塑料两种，表面光滑，没有毛刺，横断面为三角形或圆形。塑料牙签根据牙齿间隙及龈乳头的解剖形态设计成匕首形，尖端及刃口圆钝而薄，易进入牙间隙，将邻间隙两侧的牙面上的菌斑刮净。因塑料易弯，故有利于后牙的食物剔除及菌斑去除。

（3）使用方法：牙间有空隙存在的情况下，牙签以冠向 45° 角贴着牙龈进入，尖端对𬌗面方向，其侧缘接触于牙间隙的牙面。然后用牙签的侧缘清洁牙面，特别在有凹陷的根面和根分叉区可用牙签尖端及侧缘刮剔。如果有食物纤维嵌塞可做颊舌向运动，将食物剔出，然后漱口。

（4）注意事项

1）牙签只适宜龈乳头退缩和牙间存在空隙的情况下使用，不要将牙签尖用力压入健康的龈乳头区。

2）牙签要沿着牙龈的形态平行或偏冠向插入邻面，而不要垂直或偏向根方插入，会损伤龈乳头，甚至造成龈乳头感染，从而影响美观和功能。

3. 牙间隙刷

（1）适应证：同牙签的适应证，但比牙线、牙签有更大的优势，尤其是牙根邻面的凹陷处，以及穿通的根分叉区（Ⅳ度根分叉病变）。

（2）种类：有许多种不同类型的牙间隙刷，有的牙刷毛头与牙刷柄是连在一起的；有的则牙刷毛头与牙刷柄分开，患者只需更换牙刷毛头即可。有些牙刷毛头与牙刷柄呈直线，用于后牙邻面需要自行弯成合适的角度，才能顺利进入邻间隙；有些则牙刷毛头与牙刷柄已成一定的角度。牙刷毛头有不同形状、大小，可呈柱状、锥状。可根据不同间隙及不同部位，选择不同的牙间隙刷。柱状牙刷毛头适合于牙间隙较窄的，锥形的牙刷毛头适合于牙间隙较大的。

（3）方法：把牙刷毛头放置在牙间隙或暴露的根分歧处，做颊、舌向重复运动即可。牙间隙刷的使用不需要太多的技巧，容易掌握，见图 11-6 和图 11-7。

（4）注意事项：①刷头直径稍大于间隙，则去除菌斑的效果更佳。②牙刷毛头应紧贴牙面和牙龈的交接处。③牙膏不是必需的。④不能用力过大，易造成根面磨损，发生牙本质敏感。⑤发现刷毛变形、倒伏，则及时更换。

（六）冲牙器

冲牙器的清洁作用主要是利用在一定压力下喷射出来的高速高压脉冲水柱的冲击力来实现的。大致分为定频式、变频式和充电便携式等。可用于日常的口腔冲洗，能清除非附着菌斑、软垢和食物

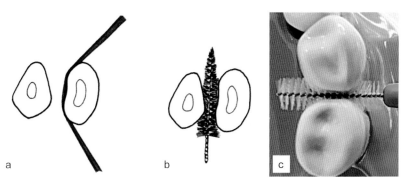

图 11-6 间隙刷在邻面的使用

间隙较大，根面凹陷处的菌斑牙线不能清除（a），可用间隙刷清除（b，c）。

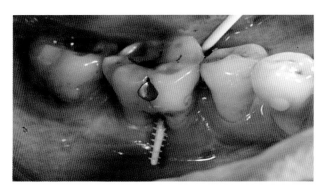

图 11-7 间隙刷在根分叉区的使用

残渣等，也可适用于佩戴正畸装置的正畸患者、口腔内有固定义齿以及种植体者，以及不方便使用牙线、间隙刷者。冲牙器结合使用牙线或间隙刷效果更佳，但不能替代牙线和间隙刷。

（七）其他辅助工具

单束刷、牙缝叉、锥形橡皮尖等均为清洁邻面和按摩龈乳头的良好工具。另外，还有专门用于清洁固定桥的辅助用具，如超宽度牙线、带有引线器的牙线；正畸患者使用的中央带有"U"形凹陷刷毛的专用牙刷。

（八）注意事项

1. 既要群体性宣教，又要对个别人进行针对性的个性化指导。

2. 口腔卫生宣教时，要通俗易懂，深入浅出，且贯穿于整个治疗过程的始终。

3. 必要时让患者当场操作，纠正其不正确的方法。

4. 刚开始使用牙线、牙签及间隙刷等邻面清洁工具时，牙龈可能会出血。告知患者不用紧张，不是因为损伤牙龈，而是因为牙龈有炎症，多次使用后，就不会出血。万一仍有出血，建议专业医师检查。当然最好是在牙周基础治疗后开始使用，以免在有牙石存在的情况下使用而损伤牙龈，造成牙龈的退缩。

第二节　龈上洁治、龈下刮治和根面平整术

一、龈上洁治术

龈上洁治术是用手工操作洁治器械或通过超声洁牙机工作头的高速振动而除去龈上牙石、菌斑、软垢和色素，并除去与龈上牙石相连的龈沟内或浅牙周袋内的龈下牙石，再用抛光器械将牙面抛光，防止菌斑和牙石的再沉积。是牙周病治疗的第一步。

（一）适应证

1. 牙周病的预防。

2. 牙周病的基础治疗及维护期治疗。它是牙周病最基本的治疗方法，是牙龈炎的主要治疗方法。

3. 牙齿正畸前、修复前、口腔颌面部手术前及头颈部放疗前准备。

（二）方法

1. 手工龈上洁治术

（1）让患者用 3% 过氧化氢液鼓漱 1 min，然后用清水漱口。

（2）器械的选择：洁治前牙时选用直角镰形洁治器或大弯镰形洁治器，洁治后牙时选用一对牛角镰形洁治器或大弯镰形洁治器。

去除颊舌面色素时可选用一对锄形洁治器,见图 11-8。

（3）以改良握笔法握持洁治器,见图 11-9。

（4）支点: 以中指作支点,或与环指贴紧一起共同作支点。将指腹放在治疗牙或邻近牙齿上,最好是殆面或切缘,支点位置应尽量靠近被洁治的牙齿,并随洁治部位的变动而移动,见图 11-10。

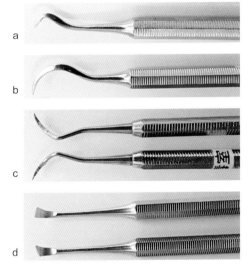

图 11-8 龈上洁治器
a. 直角镰形（用于前牙）; b. 大弯镰形（用于前后牙）; c. 牛角镰形（左右成对,用于后牙）; d. 锄形（用于去除光滑面色素）。

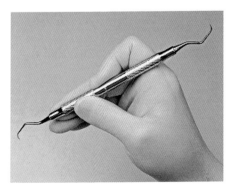

图 11-9 改良握笔法

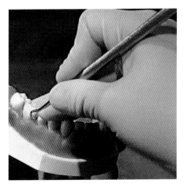

图 11-10 以中指指腹为支点,放在治疗牙或邻近牙的殆面或切缘

（5）器械的放置和角度：将洁治器尖端 1 ~ 2 mm 的工作刃紧贴牙面，置于牙石的根方，避免损伤牙龈。洁治器工作面与牙面角度应在 45° ~ 90° 之间，以 80° 左右为宜。

（6）用力时使用腕力，以支点为中心转动腕部，向冠方将牙石和菌斑清除。必要时可辅助使用推力。

（7）洁治顺序：将全口牙分为上、下颌的前牙及左、右侧后牙 6 个区段，逐区进行洁治，避免遗漏。

（8）洁治时要视野清楚，随时拭去或吸去过多的血液及唾液。在去净牙石后，以 3% 过氧化氢液冲洗或擦洗创面，请患者漱口。

（9）复诊时应检查上次洁治部位，若因牙龈红肿减轻而使原龈沟内牙石又显露出来，应再行龈上洁治，将这些牙石彻底清除干净。

2. 超声龈上洁治术　使用超声洁牙机清除龈上菌斑、牙石及色素，与手工方法比较，具有省力、快速高效的优点。

（1）超声洁牙机：超声洁牙机由超声波发生器（主机）和换能器（手机）两部分组成。发生器发出振荡，并将功率放大，然后将高频电能通过换能器转换为工作头的高频超声振动，振动频率达 20 ~ 45 kHz，从而达到去除菌斑、牙石的目的。根据换能器工作原理的不同，有磁伸缩式和压电式两种不同的类型。

（2）超声龈上洁治术

1）让患者用 3% 过氧化氢液鼓漱 1 min，然后用清水漱口。

2）术者踩动开关，检查手机是否有喷水、工作头是否振动而使喷水呈雾状。若无喷雾则不能工作（图 11-11）。可根据牙石情况设置合适的功率，一般将功率设置为最低的有效功率值。

3）将工作头前部（2 ~ 3 mm）侧缘，与牙面平行或 < 15° 角轻轻接触牙石，从牙石的切端向龈沟方向移动，利用工作头前端的超声振动将牙石去除，不要施过大压力。要不断地小幅度移动工作头，不能将工作头停留在某一点，见图 11-12。

4）按一定顺序去除全口牙的牙石，避免遗漏。超声洁治后，应仔细检查牙石是否除净，尤其是邻面不易清除的部位，若有残留牙石，则应以手用器械去除。术后用 3% 过氧化氢冲洗或擦洗创面。

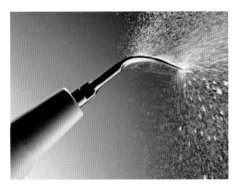

图 11-11　超声工作尖水流形状呈喷雾状

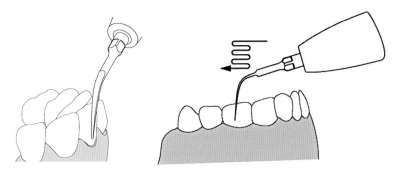

图 11-12　使用工作头前 2～3 mm，长轴与牙齿表面平行，它从切端向龈沟方向移动

二、牙面抛光

全口牙洁治完毕，牙龈炎症有消退后应进行抛光处理，以除去残留的色素并光滑牙面，使菌斑、牙石不易再次堆积。将抛光器（橡皮杯轮或杯状刷）安置在低速手机上，蘸抛光膏放在牙面上，略加压力并低速旋转，从而抛光牙面。使用时橡皮杯边缘应尽量进入邻面，略进入龈缘下方，使邻面及龈缘处的牙面光洁。抛光处理后，建议患者至少 3 h 以上勿进食带色素的饮料、食品及吸烟等。

抛光膏一般含有碳酸氢盐、二氧化硅、碳酸钙、甘油及芳香剂等，颗粒粗细程度有所不同。医师根据色素的程度选择合适粗细的抛光膏，在保证抛光效果的基础上，尽量选择颗粒细的。

三、龈下刮治术和根面平整术

龈下菌斑和牙石是牙周炎发生和发展的最重要局部因素。龈下刮治术是专门设计用于龈下刮治的方法，去除附着于牙周袋内和根面上的龈下菌斑和牙石；根面平整术则是在龈下刮治的基础上，用龈下刮治器械清除附着和嵌入牙骨质内的牙石，并刮除牙根表面被污染的病变牙骨质，从而形成光滑、坚硬且清洁的、具有好的生物相容性的根面，有利于牙周组织的附着和新生。龈下刮治和根面平整常常同期进行。

（一）适应证

牙周炎患者完成龈上洁治，去除龈上菌斑和牙石后，经牙周探诊检查，如牙周袋或龈袋内仍有龈下石、临床探诊深度 ≥ 4 mm 部位，则需要进行龈下刮治术和根面平整术。

（二）方法

1. 手工龈下刮治和根面平整

（1）刮治前探查：用牙周探针及弯尖探针探查龈下牙石情况及牙周袋的深度、位置、形状，以及根分叉病变等。

（2）刮治前根据情况可行局部麻醉，如牙周袋较深建议局部麻醉下操作。

（3）器械的选择：目前最常用的是专用龈下刮治器（由 Gracey 发明，又称 Gracey 刮治器）。前牙用 5/6 号 Gracey 刮治器。后牙用 Gracey 刮治器（7/8 号用于颊舌面，11/12 号用于近中面，13/14 号用于远中面）。Gracey 刮治器为单侧刃，注意选择正确的工作刃，见图 11-13。

（4）用改良执笔法握持刮治器。以中指作支点，或中指与环指紧贴在一起为支点，指腹放在所治疗牙或邻近牙齿上，支点要稳固。与手工龈上洁治术的握持方式和支点相同，见图 11-9 和图 11-10。

（5）将刮治器工作面与根面平行，成 0° 角缓缓放入袋底牙石根方，然后改变刮治器角度，使工作面与牙根面成 45° ~ 90°，以

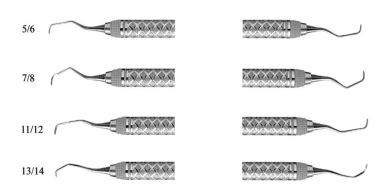

图 11-13　常用的 Gracey 龈下刮治器

5/6 号用于前牙，7/8 号用于后牙颊舌面，11/12 号用于后牙近中面，13/14 号用于后牙远中面。

70°~80° 为最佳，见图 11-14。

（6）用力方式：运用腕力和指力，尽量用腕力以减轻手指疲劳。工作端运动范围要小，约 2 mm，不要每次刮治时工作头都超出龈缘，在提高工作效率的同时也能避免损伤牙龈。

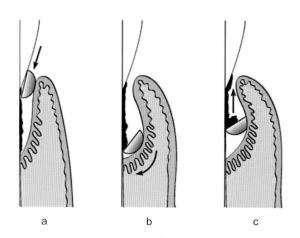

a　　　　　　　b　　　　　　　c

图 11-14　龈下刮治的工作角度

刮治器以 0° 角放入牙周袋（a）；刮治时刮治器工作面与根面的最佳角度为 70°~80°（b）；向冠方用力，刮除龈下牙石（c）。

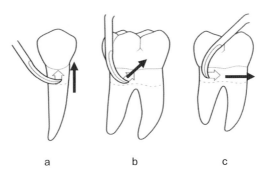

图 11-15　龈下刮治的 3 种用力方向：冠向（a）、斜向（b）和水平向（c）

（7）用力方向：以冠向为主，在牙周袋较宽时，可斜向或水平方向运动，见图 11-15。

（8）刮治的连续性及根面平整：每一动作的刮除范围要与前次有部分重叠，连续不间断，并有一定次序，不要遗漏。刮除牙石后，要继续刮除腐败软化的牙骨质层，平整根面，直到根面光滑坚硬为止。但也不能过度刮除牙骨质，造成牙齿敏感，甚至出现牙髓病变。

（9）刮除龈下牙石的同时，工作端另一侧刃可将袋内壁炎症肉芽组织及残存的袋内上皮刮除。

（10）刮治完成后要用探针检查，以确定龈下石已去净，根面光滑坚硬。然后用 3% 过氧化氢液冲洗牙周袋，以清除袋内牙石残渣，然后可用手指压迫牙龈，使之与根面贴合，减少治疗后牙龈出血，也利于愈合。

（11）在刮治前或刮治中还应注意检查器械的锐利度，如刃缘变钝，会影响治疗效率和效果，同时也增加了劳动强度，应及时对器械进行磨锐。

2. 超声龈下刮治术　使用的仪器仍为超声洁牙机，只是工作头为专用于龈下的细线器。这些工作头的特点是直径小，甚至小于刮治器工作端，且工作端长。可深入牙周袋内以及较窄的根分叉区，清除这些部位的菌斑和牙石，见图 11-16。

（1）局部麻醉和治疗前检查的内容及方法同手工龈下刮治术。

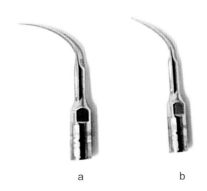

图 11-16　龈下超声工作头长而窄（a），龈上超声工作头短而宽（b）

（2）3% 过氧化氢液鼓漱及超声洁牙机手机的检查同超声龈上洁治术。

（3）操作时根据牙周探诊检查的牙周袋情况，将工作头深入牙周袋中，要注意调整工作头的角度，用工作头前端侧面与根面接触，不要将工作头尖端直指向根面。工作头从龈缘向牙周袋深处移动。工作时要保持工作头不停地移动，并有重复滑动，动作要平稳、轻巧，仅保持轻轻的接触（图 11-17）。工作中还应经常用牙周尖弯探针探查牙面或根面的情况及效果。结束后牙周袋内用 3% 过氧化氢液冲洗。

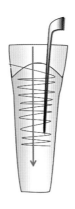

图 11-17　龈下超声刮治，工作头快速有重叠地从冠方逐渐向根方水平迂回移动

3. 龈上洁治、龈下刮治和根面平整的注意事项

如患者有以下情况，禁止进行龈上洁治和龈下刮治（包括手工和超声操作）：

（1）血友病等血液病患者。

（2）导致凝血功能异常的其他全身疾病（如重度或晚期的肝、肾疾病）。

（3）重度糖尿病未控制者。

（4）肿瘤化疗期间。

4. 超声洁牙机使用时注意事项

（1）工作时必须有水流，且呈喷雾状。它不仅有冷却、冲洗作用，而且具有空穴作用。磁伸缩洁牙机的工作头插入手柄时，一定要让手柄内充满水。

（2）禁止将工作头的顶端停留在一点上振动，这样会损伤牙面，也容易磨损工作头。尤其是龈下刮治时，因牙骨质比牙釉质质地更软，易损伤根面导致敏感。

（3）HIV 感染者，肝炎（乙型肝炎、丙型肝炎）、结核病等慢性传染病患者活动期禁用；非活动期使用时要注意术者的防护，要有单独的治疗空间，通风良好，且有强吸装置。治疗后要及时做好牙椅等的清洁、消毒、灭菌。

（4）安装心脏起搏器者慎用。

（5）釉质钙化不全或脱矿牙面慎用。

（6）金属超声工作头禁用于种植体或瓷修复体，需要有专用的碳纤维头或塑头。

（7）慢性肺部疾病，如哮喘、肺水肿、肺炎及肺纤维化患者禁用。

（8）吞咽功能异常者禁用。

（9）工作时术者应戴口罩和防护眼镜，以防止喷雾被吸入或溅入眼内。每个患者用后的工作头要更换消毒，首先流水去除血迹等，然后在超声清洁机里振荡清洁，最后单独打包高温高压消毒，做到一人一机使用。

第三节　清除菌斑滞留因素

依赖于菌斑控制、龈上洁治、龈下刮治和根面平整，彻底清除牙面上的菌斑、牙石，消除牙周组织炎症，恢复健康。但是如果口腔内仍存在导致菌斑滞留的各种因素未被清除，则菌斑很快再次堆积，影响治疗效果，疾病也容易复发。因此清除这些滞留因素是牙周基础治疗中的重要步骤之一。

常见的菌斑滞留因素有邻面充填体悬突、颈部楔状缺损树脂充填体边缘悬突、邻面龋洞、不良修复体、正畸装置、食物嵌塞等。各个专业的医师在治疗中应注意避免造成某些菌斑滞留，如充填体悬突、不良修复体等。有些因素是治疗过程引起的，如正畸托槽，在治疗结束后这些因素就会消除。对于食物嵌塞，要找到造成嵌塞的原因，有些可以通过改变牙齿外形（牙齿调磨或全冠修复）获得缓解或消除。

对于因为牙龈形态等造成龈缘容易菌斑滞留，可以通过膜龈手术改变牙龈外形、增加角化龈量等消除。

有些患者口腔内有异物（唇环、舌环等）或存在不良习惯，会造成牙龈损伤、菌斑滞留。最好改正不良习惯，去除异物，及早治疗，必要时后续可行膜龈手术。

第四节　𬌗治疗

咬合创伤（trauma from occlusion）是指牙周组织受到过度的咬合力而引起的病理或适应性改变，最主要的是牙槽骨的破坏。引起咬合创伤的力量可以通过早接触来自一个牙或一组牙。咬合创伤作为导致牙周组织破坏的协同因素，能增强炎症对牙周支持组织的破坏，加重牙周病。𬌗治疗是通过磨改牙齿外形、牙体修复、正畸、修复、拔牙或正颌外科等方法调整𬌗关系，消除有害的𬌗力，建立有利的功能性𬌗关系，使损伤的组织得到修复。在牙周治疗中主要采用调𬌗法（选磨法）改变个别牙的牙冠形态，即对有过大𬌗力接触的牙齿，磨除早接触点，修改外形，以减轻对牙周组织的损伤，有利于牙周组织（主要是骨组织）的修复，达到牙周组织的长期稳定。因此，这里仅介绍选磨法。

一、适应证

由不正常的𬌗接触关系或咀嚼系统的功能异常，造成了咀嚼系统各种组织（包括牙周组织）的损伤，即出现咬合创伤时，才需进行调𬌗治疗。

1. 因咬合创伤造成的牙齿持续性的过度松动、移位。

2. 因咬合创伤造成牙周膜增宽、牙槽骨垂直型吸收、牙根纵裂及牙根吸收。

3. 早接触、𬌗干扰而发生夜磨牙、紧咬牙。

4. 因𬌗关系不良造成食物嵌塞。

5. 因咬合创伤引起牙体牙髓症状，如牙髓充血、冠裂、根周膜炎、根尖周病变等。

6. 因𬌗干扰导致颞下颌关节紊乱综合征。

如有上述症状和表现，通过各种临床检查手段确定出咬合创伤的部位及𬌗干扰的部位，可进行调𬌗。但应在经过牙周基础治疗使牙周炎症消退之后进行。对于颞下颌功能紊乱伴有肌痉挛者，应先解除肌痉挛，再调𬌗。

二、禁忌证

有咬合创伤但未进行完善的牙周基础治疗者，颞下颌关节紊乱综合征包括肌痉挛，而肌痉挛未解除者，不应先进行调𬌗。有早接触点但无症状者，一般不进行预防性调𬌗。全口多数牙齿有咬合异常，不建议采用个别牙的选磨法调𬌗。

三、选磨原则

（一）早接触点的选磨原则

通过视诊、叩诊、用咬合纸、蜡片或研究模型等检查手段，找出早接触点及殆干扰点。选择大小、形状合适的石轮或石尖，采用中速转动，间断磨除所确定的早接触点及殆干扰点。调磨时要将磨耗的小平面磨成球面，使接触区与邻近牙面形成曲度，恢复牙齿的生理外形。

1. 正中殆位和非正中殆位均有早接触或不协调时，说明该牙牙尖或切缘与对颌牙的牙窝或斜面均有早接触。这时应调磨早接触的牙尖或下前牙切缘，见图 11-18。

2. 正中殆位有早接触，而非正中殆位关系正常，说明有个别牙牙尖与对颌牙窝过早接触，而牙尖沿斜面滑行时与其他牙协调一致。这时应调磨对应牙窝的早接触区，不能调磨牙尖，否则会破坏非正中殆关系，见图 11-19。

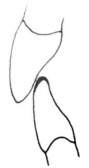
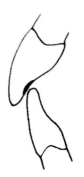
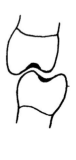

图 11-18 正中殆位早接触，非正中殆位不协调：调磨阴影部位

图 11-19 正中殆位早接触，非正中殆位正常：调磨阴影部位

3. 正中殆位关系正常协调，非正中殆位有早接触，说明该牙牙尖沿对颌牙的斜面滑行时有早接触，但正中殆位的尖窝关系协调。这时应调磨斜面上的早接触区，而不能调磨牙尖，否则会破坏正中殆位关系，见图 11-20。

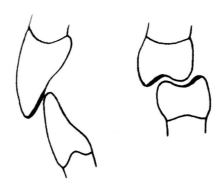

图 11-20　正中𬌗位正常，非正中𬌗位不协调：调磨阴影部位

（二）𬌗干扰牙的选磨原则

1. 前伸𬌗时，前牙应该多个牙接触，后牙一般不接触。若有接触，可对有接触的后牙调磨，如磨除上颌磨牙舌尖的远中斜面和下颌磨牙颊尖的近中斜面上的干扰点。

2. 侧方𬌗时，工作侧应该有多个牙接触，而非工作侧一般不接触。若有接触，可对非工作侧有接触的牙进行适当调磨，如调磨上牙腭尖的颊斜面和下牙颊尖的舌斜面上的干扰点。

但需注意不要轻易磨改维持正常垂直距离的功能性牙尖，即下颌牙的颊尖和上颌牙的舌尖。磨改时应十分小心，避免降低牙尖高度和影响正中𬌗关系。

（三）不均匀或过度磨损牙的选磨原则

磨牙不均匀磨损可导致磨牙的非功能尖形成高尖陡坡，多为上颌后牙颊尖和下颌后牙舌尖，常造成咬合创伤，磨改时应降低高陡牙尖，形成相应的颊舌沟，并同时减小𬌗面的颊舌径（图 11-21）。或者磨牙的重度磨损使𬌗面成为平台状，不仅使生理的尖、窝丧失，而且增宽了𬌗面的颊舌径，造成咬合创伤。磨改时应减小𬌗面的颊舌径，重新磨出牙尖外形及窝沟形态，尽量恢复𬌗面的正常生理外形，从而恢复正常的生理功能（图 11-22），但应注意不要随意降低牙尖的高度（图 11-23）。

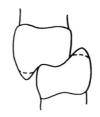

图 11-21 牙尖高陡，应沿虚线磨改

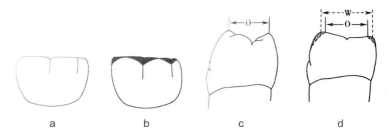

图 11-22 恢复牙尖和殆面的生理外形

a. 殆面磨耗，边缘嵴消失；b. 选磨法恢复牙尖，黑色区为需要磨除部分，牙尖高度不改变；c. 正常未磨耗牙的殆面宽度（O）；d. 磨耗后的殆面宽度（W），选磨后殆面恢复正常宽度（O）。

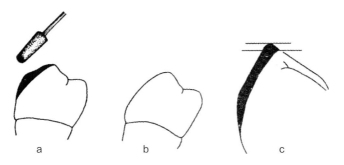

图 11-23 恢复牙冠的球状外形

a. 用石尖磨改磨耗小平面；b. 磨改后，牙面呈圆滑的球面；c. 不当磨改使牙尖高度降低。

（四）食物嵌塞的选磨

造成食物嵌塞的原因很多，一般分为垂直性食物嵌塞和水平性食物嵌塞，而通过磨改牙齿外形来解决食物嵌塞，只适用于一部分垂直性食物嵌塞。

1. 重建食物溢出沟　当𬌗面重度磨耗时，原有的溢出沟（多为后牙颊沟或舌沟）消失，食物易进入邻间隙，由此引起的食物嵌塞可用此法解决。用尖的柱形石轮或薄的刃状石，将发育沟加深、加宽，从而形成食物的排溢道，见图 11-24。

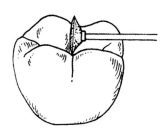

图 11-24　用刃状石磨出𬌗面消失的食物溢出沟

2. 恢复牙尖的生理外形　不均匀磨耗可使磨牙形成高陡锐利的牙尖（多为上牙颊尖或下牙舌尖），常造成咬合干扰，并易成为充填式牙尖，造成对颌牙的食物嵌塞。对此，应用石轮将充填式牙尖改形，将高陡的牙尖磨低，并形成相应的颊沟或舌沟。

3. 后牙重度磨耗，使𬌗面成为平台，失去了生理的尖、窝，此时应减小𬌗面的颊舌径，重新磨出牙尖外形，并恢复牙的球面外形，增加颊舌侧的外展隙；但应注意不要降低牙尖的高度。

4. 恢复和调整边缘嵴　因相邻牙的边缘嵴高度不一致而造成的食物嵌塞，可通过调磨使相邻牙的边缘嵴高度一致；但这种调整有一定的限度，若两牙的边缘嵴高度相差过多，则仅通过调𬌗不能解决问题。因𬌗面过度磨损使边缘嵴消失而造成的食物嵌塞，可用小砂石尖或刃状石轮恢复边缘嵴。

5. 恢复外展隙　邻面及𬌗面重度磨耗使接触区太宽，颊舌侧外展隙也减少或消失，易造成食物嵌塞。对此，可用刃状石轮增加外展隙，缩小过宽的邻面接触区，利于食物溢出，见图 11-25。

磨改后患者应需要复查，检查调磨效果，根据情况决定下一步治疗方案，是继续调磨或是采用其他处理方法。

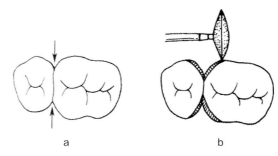

图 11-25　恢复邻面外展隙

a.接触区变宽，外展隙变小；b.选磨后加大外展隙

四、选磨方法及注意事项

1. 调𬌗应在牙周组织炎症控制后进行。

2. 调𬌗是不可逆地使𬌗关系及牙体组织发生改变，因此进行调𬌗治疗时要非常谨慎。

3. 选择合适的选磨工具，调磨时注意速度，高速时必须给予水冷却，以免产热造成牙髓刺激。

4. 调𬌗时要兼顾正中𬌗与非正中𬌗、工作侧与非工作侧的协调性，保持正中𬌗的稳定。

5. 在调磨时主要调磨非工作尖，不磨或少磨工作尖。在调磨牙尖尤其是工作尖斜面上的早接触点时，不要轻易降低牙尖高度。

6. 早接触点或𬌗干扰点的检查确定应在患者放松（尤其是咀嚼肌群）的状态下进行。而选磨工作也应少量多次地分次完成，以免患者肌肉疲劳，影响其进行正确的咬合运动，并避免因调磨过多而产生牙敏感症状。如出现敏感，应进行脱敏治疗。

7. 调磨过程中应随时仔细检查，以防出现新的早接触或不平衡。每次复诊时应先检查上次调𬌗的效果，在此基础上继续调磨。调𬌗结束时要检查𬌗关系。

8. 对于松动牙，在检查早接触及调磨时应用手指固定，才能准确找出早接触点，并减轻调磨时的牙齿不适与创伤。

9. 应注意减少或避免磨改牙齿成扁平状，尽量恢复牙齿的生理突度、球面外形，减少牙间接触面积，提高咀嚼效率。

10. 调磨结束后，要将牙面抛光。减轻患者的粗糙不适感，并且减少菌斑的堆积。

第五节 松牙固定术

牙周病发展到一定阶段，牙槽骨大量吸收，牙周支持组织减少，导致牙齿松动，减弱患者的咬合功能，并使患者咬合不适。通过结扎或固定夹板，将松动牙连接并固定在邻近的稳固牙齿上，使几个牙齿连成一个整体，形成新的咀嚼单位，重新分配咬合力量。通过固定，充分发挥牙周组织的代偿能力，减轻松动牙负担，防止个别牙齿的倾斜、移位，并促进牙周组织的部分修复。

目前在牙周临床工作中主要应用邻面树脂固定和舌侧纤维带＋树脂固定两种固定方法。它们均属于半永久性固定方法，而永久性固定则在修复科进行，故在此仅介绍前两种固定方法。

一、适应证

1. 牙周常规治疗（基础治疗、调𬌗等）后仍松动的前牙，有保留价值，但妨碍咀嚼功能者，或动度及移位仍继续增加者。

2. 牙周手术治疗前，为预防手术后牙齿松动、移位，可预先暂时固定。

3. 牙周治疗过程中，先暂时固定松动牙，待综合治疗告一段落，再进行永久性夹板固定。

4. 外伤松动牙有保留价值者。

二、禁忌证

1. 口腔卫生不佳的牙周病患者。
2. 结扎固定后影响患者口腔自洁者。
3. 牙周基础治疗后，需要固定的牙仍存在深牙周袋。

三、方法

（一）直接邻面粘接固定

以 Super-Bond 为例，主要成分为 4-META/MMA-TBB 树脂。适用于牙齿排列没有明显拥挤，有合适的邻面间隙利于粘接剂进入，见图 11-26。

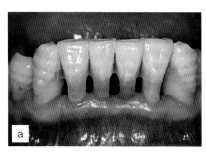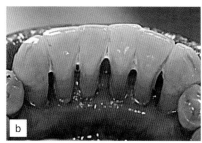

图 11-26　SuperBond 结扎固定下前牙，唇侧观（a）和舌侧观（b）
（安娜医师提供照片）

1. 清洁干燥牙面。

2. 用配套的酸蚀液酸蚀牙齿邻面，30 s 后，三用气枪大量清水冲洗，吹干至酸蚀区牙面发白。

3. 按照产品使用指导，准备活化剂和粉剂，用笔堆积法蘸液剂和粉剂的混合物涂于邻面的酸蚀区，逐层增加到合适厚度。

4. 待数分钟变硬后，抛光粘接材料（表面和边缘）。

5. 检查咬合关系，如有早接触，则需要调磨。

此方法的优点包括：①材料固化后呈半透明，美观性较好。②在牙齿邻面使用，没有结扎丝或纤维，因此无异物感。③临床操作比较简单。

此方法的缺点包括：①需要特定的材料。②如牙齿邻间隙大小选择不合适，固定力量会减弱，容易断裂。断开后再次固定相对比较麻烦。③邻面树脂材料的根方不容易光滑，会影响牙线及间隙刷的使用，易堆积菌斑。

（二）舌侧纤维带 + 树脂固定

纤维带的主要成分为聚对苯二甲酸乙二醇酯，经过处理后形成交叉编织纤维。适用于没有明显拥挤的牙齿，见图 11-27。

1. 测量所需固位纤维的长度（两端各包括一个不松动牙，如尖牙），根据产品说明书在口外截取所需长度的纤维备用。

2. 酸蚀要放固位纤维的牙面 30 s，冲洗干燥。

3. 在酸蚀面涂布粘接剂，吹干后光照 20 s。

4. 在所需固位的牙齿最远端涂抹流动树脂，用固位纤维贴合树脂，光照 40 s，并依次操作顺着牙齿的弧度到达牙列的另一端。

5. 在纤维带上均匀涂抹流动树脂，光照 20 s。

6. 最后检查和调整咬合，抛光。

此方法的优点包括：①固定在舌侧，且材料颜色与牙齿相近，基本不影响美观。②操作比较简单。

此方法的缺点包括：①不适用于牙列不整齐部位。②材料在舌

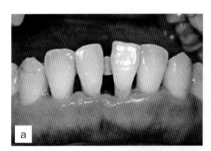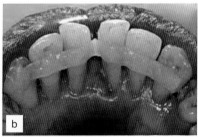
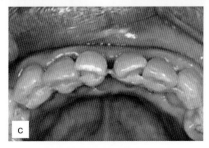

图 11-27　百强固位纤维结扎固定下前牙，唇侧观（a），舌侧观（b）和𬌗面观（c）（乐迪医师提供照片）

侧有突起，影响口腔清洁，纤维根方易堆积菌斑、牙石。③邻面固定材料的根方容易不光滑，会影响牙线及间隙刷的使用，易堆积菌斑。④上颌前牙舌侧固定，可能会影响咬合，造成创伤。

四、注意事项

1. 一定要在松动牙两侧选有稳定的基牙，一般选择尖牙。

2. 注意牙齿位置，尽量固定在原来的正常位置上。不要造成牙齿倾斜、扭转等，以免造成新的创伤。

3. 固定材料表面要光滑，边缘要光滑移行，不能出现悬突等粗糙面，尤其是在邻面，一定要在根方留出足够的空隙利于牙线或间隙刷的进入以清洁菌斑。固定后不妨碍患者的口腔卫生措施，应对患者加强口腔卫生宣教，一般可用牙签或牙间隙刷清洁邻面，注意刷净舌侧牙面等。

4. 固定后一定要预约复查，检查包括：口腔卫生状况，有无松动、断裂，有无早接触点等咬合创伤，如有要及时给予调磨，消除早接触点，以免造成对颌牙的伤害及固定材料的断裂。

（朱卫东）

第十二章
牙周病的药物治疗

牙周病的治疗药物主要针对菌斑微生物，也有一些可调节机体免疫防御反应，但药物治疗仅为机械治疗的辅助手段而不能替代它，机械清除菌斑生物膜始终是消除牙周感染的首选方法。

第一节 全身抗微生物治疗

牙周机械治疗再配合患者的良好菌斑控制，多数可以阻止牙周病的发展。但机械治疗不能消灭已经侵入上皮组织和结缔组织内以及非牙周部位的致病微生物；机械治疗的器械也有不易到达的感染部位，如深牙周袋底部、根分叉区，而全身辅助应用抗生素在这些方面具有优势，从而可进一步减少致病微生物及其再定植，降低牙周炎复发风险。

一、适应证

1．急性炎症 急性牙周脓肿，特别是急性多发性牙周脓肿、急性坏死溃疡性龈炎、急性坏死溃疡性牙周炎，尤其适于以上疾病伴全身感染症状者（如发热等）。

2．慢性炎症

（1）侵袭性牙周炎。

（2）重度广泛型慢性牙周炎，特别是治疗反应欠佳或处于活动期者。

（3）为防止某些患有全身疾病的患者出现菌血症的副反应，

牙科检查或治疗前需预防性应用抗生素，如风湿性心脏病、心脏瓣膜置换术后、先天性心脏病、免疫缺陷病以及控制不良的糖尿病等。

（4）牙周组织再生性手术后。

（5）复杂的种植手术需预防性使用抗生素及防止术后感染，如大面积的引导性骨再生术、上颌窦外提升术、骨块移植等。

（6）病情较严重的种植体周炎。

二、抗生素治疗的原则

1. 因治疗目的应用抗生素

（1）抗生素治疗必须配合完善的牙周机械治疗。

（2）限定用于特殊患者群（参见适应证），一般不用于牙龈炎和轻、中度牙周炎患者。

（3）能做药敏试验最佳，尽量针对性地选择窄谱抗生素。

（4）适当选择联合用药，甲硝唑与阿莫西林联合使用目前已成为牙周治疗中的首选用药方案。

（5）有计划地轮换用药或序列用药，如先用抑菌剂减少菌量，随后再用杀菌剂消灭致病菌。

（6）尽可能使用高效、价廉、普遍应用的药物，避免使用针对全身严重感染的强效抗菌药物。

（7）尽量采用局部用药，必须全身用药时，主要方式是口服给药并且要足量应用且满疗程。

2. 预防性用药

采用术前 1 h 单次高剂量口服方案，一般为达到血液中最小抑菌浓度剂量的 3~4 倍。

三、使用药物

（一）硝基咪唑类药物

甲硝唑

又名灭滴灵，本药价廉、高效，是目前治疗厌氧菌感染的首选药物。因为各类型牙周病多是厌氧菌感染为主的混合性感染，故甲硝唑是牙周感染控制中最常选用的辅助用药。

【药理作用】

通过干扰细菌 DNA 合成而起到杀菌作用。对专性厌氧菌特效，而对兼性厌氧菌、需氧菌无效，故可有效杀灭绝大多数的牙周致病菌（如牙龈卟啉单胞菌、中间普氏菌、具核梭杆菌、螺旋体等），但对伴放线聚集杆菌无效。因此，该药常与阿莫西林或螺旋霉素或四环素等类药物联合应用起协同杀菌作用，对具 Aa 感染的重度牙周炎也有疗效。

该药与大多数常用抗生素无配伍禁忌，无显著副作用，不易导致菌群失调，也不易产生耐药菌株。具有口服后很快被胃肠道吸收的特点。常规服用量 1 h 后，血清浓度达高峰，能进入组织和体液，如唾液、龈沟液等，还能通过血脑屏障，血液中有效浓度可保持 12 h。

【用法】

成人每次口服 200 mg，一日 3～4 次，连续服用 5～7 日为一个疗程。建议饭后半小时内服用。

也可使用甲硝唑维 B$_6$ 片，它实际是加了维生素 B$_6$ 的甲硝唑复方制剂，旨在减轻甲硝唑的胃肠道副反应，用法基本同甲硝唑片。

【药物相互作用】

1. 乙醇（酒精） 若患者服药期间大量饮酒，在服药后 24 h 内，可能发生中毒性精神病、恶心、呕吐、腹部绞痛、心动过速、出汗或呼吸困难，极少病例可能发生严重低血压及休克。在治疗期间及治疗后至少 1 日内应避免用含乙醇（酒精）的产品。

2. 降压药 甲硝唑具有一过性降血压作用，故不应与降压药同时服用。

3. 抗凝药 甲硝唑能抑制抗凝药的代谢，延长凝血酶原时间，故抗凝治疗中的患者应避免服用。

4. 巴比妥类药物（如巴比妥酸盐和乙内酰脲） 会加快甲硝唑在体内的代谢，降低甲硝唑的作用。

5. 锂盐　甲硝唑会减少肾对锂的排泄，提高血锂浓度导致锂的中毒反应，故服用锂制剂的患者应避免使用甲硝唑。

【禁忌证】

（1）血液病：尤其是与白细胞数量过低有关的血液病，因其能一过性减少白细胞。

（2）因患心脏瓣膜疾病或使用人工心脏瓣膜等而应用抗凝药的患者。

（3）妊娠或哺乳期妇女，尤其是妊娠前3个月。大剂量对动物使用有致癌的倾向。

（4）因长期服用可能引起周围神经病变，禁用于神经系统活动性疾病患者。

（5）因其大部分由肾排出，肾功能不全者慎用。

替硝唑和奥硝唑

替硝唑是第二代硝基咪唑类衍生物，奥硝唑是第三代。其药理作用机制、各项副反应及应用中的注意事项基本都同甲硝唑。

替硝唑与甲硝唑相比，具有疗效更高、半衰期更长、疗程更短的优点，但其副作用的发生率也较高。奥硝唑比替硝唑和甲硝唑的抗感染优势更明显，因其血浆半衰期更长、最低杀菌浓度更小，而且它的致畸作用等副反应更小。

【用法】

替硝唑：一般为首日顿服2g，之后每日2次，每次0.5g，连续服用4日为一疗程。但将首日顿服2g改为分2次各服1g，不仅能取得同样效果，副作用也较少。

奥硝唑：口服每日500mg，每日2次，5日为一疗程。

（二）β-内酰胺类药物

羟氨苄青霉素

商品名为阿莫西林、阿莫仙，是半合成的青霉素，为广谱抗生素，是预防性应用抗生素中的首选药物。但在控制牙周感染中不单独使用，而是与甲硝唑联合应用，成为首选的治疗侵袭性牙周炎、重度广泛型或治疗反应不佳的慢性牙周炎患者的辅助性全身用药。

【药理作用】

通过抑制细胞壁的合成而具有杀菌作用。对革兰氏阳性菌（G^+菌）及部分革兰氏阴性菌（G^-菌）有强力抑菌和杀菌作用。口服后吸收好，食物虽然可延长吸收时间，但吸收量不受影响；用药后 1～2 h 达血药峰浓度，广泛分布于组织和体液中，还可穿过胎盘屏障。不产生 β-内酰胺酶的菌株是其敏感菌；对产生 β-内酰胺酶的中间普氏菌、具核梭杆菌等则无效，故常与甲硝唑或克拉维酸等联用，以增强对这类细菌的作用，加强其抗菌谱或减少其耐药菌的产生。

【用法】

治疗剂量：成人每次 500 mg，每日 3 次，连续口服 7 日为一疗程。空腹或饭后均可。建议与甲硝唑联合应用。

预防性用药剂量：牙科检查和治疗前需要预防性应用抗生素，并且青霉素不过敏者的首选药物，术前 1 小时口服 2 g。

【药物相互作用】

1. 阿莫西林与 β-内酰胺酶抑制剂（如克拉维酸）合用时，抗菌作用明显增强。

2. 丙磺舒（用于高尿酸血症等）可竞争性延缓阿莫西林经肾小管的排泄，而升高其血药浓度。

3. 与氨基糖苷类（如庆大霉素）和喹诺酮类（如环丙沙星）属配伍禁忌，大环内酯类和四环素类在体外亦干扰其抗菌作用。

4. 与避孕药合用时降低避孕药的药效。

5. 与抗肿瘤药物甲氨蝶呤合用可增加甲氨蝶呤毒性。

【禁忌证及注意事项】

阿莫西林的副作用较少，偶有胃肠道反应、皮疹和过敏反应，用本品前须做青霉素皮肤试验，对青霉素过敏者禁用。传染性单核细胞增多症、淋巴细胞性白血病、巨细胞病毒感染、淋巴瘤等患者禁用。肾功能不全者应酌情调整给药剂量、延长给药间隔。

阿莫西林克拉维酸钾

商品名为安灭菌，是阿莫西林与克拉维酸按比例制成的复方制剂。因为阿莫西林对产生 β-内酰胺酶的细菌没有杀灭作用，而克拉

维酸能降解 β - 内酰胺酶。阿莫西林在联合了克拉维酸后，就可发挥对这类细菌的杀菌作用，从而扩大了阿莫西林的抗菌谱。其药理作用机制、副反应和禁忌证及药物配伍注意事项同阿莫西林，另外也禁用于对克拉维酸过敏者。

【用法】

因阿莫西林和克拉维酸钾的组成含量可能不同，请参考药品说明书。如组成为每片含阿莫西林 250 mg 及克拉维酸钾 125 mg，建议每次口服 750 mg，每日 3 次，服用 5 日。

（三）大环内酯类药物

通过抑制细菌的蛋白质合成，起到抑菌或杀菌作用。抑菌或杀菌则取决于药物的浓度和微生物的性质。常用于治疗牙周病的包括螺旋霉素、罗红霉素和阿奇霉素等。有些青霉素过敏者可选用这类药物，也可与甲硝唑联合应用，起到协同杀菌作用。

螺旋霉素

进入体内后，广泛分布于龈沟液、唾液等体液中，浓度较高，可储存于牙龈及颌骨组织中，缓慢释放，故有抗菌后效应。对 G^+ 菌及部分 G^- 菌有很强的抑菌作用。可透过胎盘屏障和血脑屏障。该药不良反应小，偶有胃肠道不适反应；但过敏者禁用，孕妇及哺乳者慎用。

【用法】

每次口服 200 mg，每日 4 次，连续服用 5~7 日为一疗程。

罗红霉素

与螺旋霉素的作用和体内分布、副反应以及应用注意事项相似。不仅对大多数 G^+ 菌有很强的抑制作用，对多种厌氧菌和支原体也都有效。它是大环内酯类药物中血药浓度最高的。

【用法】

每次 150 mg，每日 2 次，5~7 日一个疗程；严重肝肾功能不全者需调整用量，建议空腹服用。

阿奇霉素

抗菌谱更广，除对 G^+ 菌作用外，对 G^- 菌、杆菌及厌氧菌均有显著活性，半衰期更长，可达 48 h，给药剂量与次数相应减少。不良反应较少。适用于混合感染的治疗。

副反应及注意事项基本同螺旋霉素，此外还需注意与氢氧化铝、硫酸镁等抗酸药同时服用会降低阿奇霉素的血浆浓度峰值；因其可改变心电活动性，需慎用于心律不齐或心血管病高风险患者。

【用法】

每次 500 mg，每日 1 次，连用 3 日；或者首日首剂量为 500 mg，其后每日 250 mg，每日一次，5 日为一疗程。

（四）四环素类药物

通过抑制蛋白质合成而抑制细菌繁殖，对快速增殖的细菌有效，是抑菌药物。抗菌谱广，对 G^+ 菌、G^- 菌及螺旋体均有效，能抑制多种牙周可疑致病菌，如牙龈卟啉单胞菌、具核梭杆菌等，特别是对 Aa 具有较强的抑制作用，故国外报告它辅助 SRP 治疗局限型侵袭性牙周炎效果良好。

口服后在体内分布广，存在于多种组织和体液中，尤其对骨组织亲和力强，在龈沟液中的浓度是血药浓度的 2~10 倍，具有贴附在牙根面上保持抗菌活性并缓慢释放、使药效在口腔中保持一段时间的特点。

20 世纪中期四环素在我国的滥用导致了耐药菌株产生，使其药效在我国那个年代的人群中受到影响。

常见副反应：胃肠道反应，肝、肾功能损害，使发育中的牙齿着色等。

禁忌证：孕妇、哺乳期妇女、8 岁以下儿童及过敏患者禁用。

四环素

避免与食物或含金属离子的药物，或者抗酸剂同时服用，因其吸收或活性会降低；接受抗凝药物治疗者需慎用，因其抑制血浆凝血酶原的活性，增加出血风险。目前，作为口服抗生素临床甚少使用。

【用法】

成人每次 250 mg，每日 4 次，连续服用 2 周为一疗程。

米诺环素

又名二甲胺四环素，是半合成的四环素类药物，较四环素抑菌谱更广而强，药效能保持 3 个月。与四环素一样其吸收受食物、抗酸剂、含金属离子药物影响，副反应及使用注意事项也与四环素相同。

【用法】

成人每次 100 mg，每日 2 次，连续服用 1 周。

多西环素

又称强力霉素，抑菌效果与米诺环素相近，但其在胃肠道的吸收不受钙离子或抗酸剂的影响，优于其他四环素类药物。其他副反应及使用注意事项亦同四环素。

【用法】

成人首日每次 100 mg，服用 2 次；之后每次 50 mg，每日 2 次，共服用 1 周。

（五）克林霉素

通过抑制细菌细胞的蛋白质合成起抑菌作用，对 G^+ 菌和厌氧菌引起的感染有效，故对多数牙周致病菌（Aa 除外）均有效，特别是辅助 SRP 对治疗反应不佳的牙周炎患者效果良好。体内吸收快而全，与骨组织的亲和力很强。

克林霉素是青霉素过敏者首选的替代抗生素，因其与青霉素、头孢菌素类抗生素无交叉过敏反应；但与红霉素呈拮抗作用，与氨苄西林、苯妥英钠、巴比妥盐酸盐、氨茶碱、葡萄糖酸钙及硫酸镁可产生配伍禁忌，不宜合用。克林霉素副作用是可能导致伪膜性结肠炎，引发腹泻、肠绞痛等症状，故胃肠功能不佳者慎用。

【用法】

治疗剂量：每次 300 mg，每日 2 次，连续口服 8 天；或者每次 150 mg，每日 4 次，连续口服 10 日。

预防性用药剂量：术前 1 小时口服 600 mg。

第二节　调节宿主防御反应

宿主在应对致病菌的挑战过程中，免疫防御反应被激发，其产生的酶、细胞因子和炎症介质等在此过程中可能介导牙周组织的破坏。宿主调节治疗即各种调节宿主防御功能以阻断牙周破坏的治疗方法。

一、小剂量多西环素的全身应用

四环素类药物除抗菌作用外，还具有抑制胶原酶和其他基质金属蛋白酶（MMPs）活性的作用，高浓度、低 pH 值状态下作用于牙根表面，还可促进成纤维细胞在根面上的附着和生长，利于组织再生。其中，多西环素的抗胶原酶活性最强。

【药理作用】

小剂量的多西环素没有抗菌作用，但通过与金属阳离子螯合而直接抑制活性胶原酶及其他 MMPs，抑制这类酶的活化和氧化应激产物生成，抑制破骨细胞的活性和降低前列腺素的产生，但又不干扰结缔组织的正常代谢更新，从而减少骨破坏和结缔组织破坏。是宿主调节治疗中目前唯一受到 FDA 认证的药物。

【适应证】

主要用于维护期的牙周炎患者；重度牙周炎患者非手术治疗的辅助，尤其适于非吸烟者，机械治疗开始后即可口服，需良好依从性。

【禁忌证及注意事项】

四环素类药物过敏者、孕妇及哺乳妇女、8 岁以前儿童禁忌使用。吸烟的牙周炎易感患者亦不建议使用。其他注意事项见四环素类药物。

【用法】

成人每次 20 mg，每日两次，至少口服 3 个月（3 个月为一疗程）；也可选择每次 10 mg 或 20 mg，每日一次的用药方案。

二、中药的全身应用

【药理作用】

"肾虚齿豁，精固齿坚"是传统中医对牙周病的辨证认识，用于治疗牙周病的中药主要由补肾、滋阴、清热的成分组成，目前主要为以古方六味地黄丸为基础的补肾固齿丸、固齿膏等。

服用固齿丸或固齿膏，可增强侵袭性牙周炎患者中性粒细胞趋化活性和吞噬功能，降低细菌对宿主细胞的毒性作用，增强患者龈下菌群的健康菌丛的稳定性，降低牙周组织的炎症性破坏，即通过提高宿主的免疫防御力加强牙周疗效、促进牙槽骨的修复。

【适应证】

进行了完善牙周基础治疗的患者或者在维护期中的牙周炎患者，并且中医辨证为肾虚型。

【用法】

成人每次 4 g，每日 2 次，3 个月为一疗程。

（和璐　耿素芳）

第三节　局部药物治疗

一、局部缓释 / 控释药物

局部缓释 / 控释剂一般由抗菌药物及其载体组成。缓释剂是指活性药物能缓慢从制剂中释放出来，使病变组织局部较长时间维持有效药物浓度的特定药物剂型。但缓释剂中药物释放速度不稳定，通常在缓释剂置入牙周袋内 2 ~ 3 天内释放出 80% ~ 90% 的药物，随后释放速度变慢，药物浓度明显下降。控释剂则是通过物理、化学等方法改变制剂结构，使药物在预定时间内恒速释放于特定的靶组织，使药物较长时间恒定地维持在有效抑菌、杀菌浓度范围内。缓释 / 控释药物是目前为止较理想的牙周局部用药剂型及最合理的给药途径，控释药物较缓释药物则更为理想。

牙周袋内使用缓释/控释抗菌药物与全身使用抗菌药物和其他局部用药方式相比，不仅牙周袋内药物局部浓度高，作用时间长；而且显著减少用药剂量，避免或减少了药物的不良反应，给药频率也降低；因为是医师给药，也保障了患者使用药物的依从性。但若将药物放置在多个患牙，需逐一放置药物，较费时，同时也可能诱导袋内耐药菌株的产生。

（一）成分

1. 抗菌药成分　目前常用的药物有四环素、二甲胺四环素、多西环素、甲硝唑、氯己定。

2. 载药装置　高分子材料（乙烯 - 醋酸乙烯、羧甲基纤维素钠、乙基纤维素等）制成的微管、纤维条、微囊、薄膜，或者单酸甘油酯、三酸甘油酯等基质材料制成凝胶、软膏等形式。不可吸收的装置放置入牙周袋内 1 周后需取出，如 25% 的四环素控释纤维（需填塞入牙周袋内 9 天后取出）、5% 的二甲胺四环素薄膜；可吸收的装置目前为主要形式，如 10% 多西环素凝胶、2% 二甲胺四环素软膏、25% 甲硝唑凝胶以及氯己定薄片等。

（二）适应证

1. 经 SRP 后，仍有个别深牙周袋并探诊后出血，甚至有溢脓的患牙。

2. 治疗反应不佳的牙周炎患者残余的深牙周袋，但仍需配合SRP。

3. 维护期中的牙周炎患者个别残余深袋的支持治疗。

4. 牙周脓肿或引流后。

5. 冠周炎或冠周脓肿。

6. 不宜全身用药的牙周炎患者。

（三）具体药物

米诺环素软膏

2% 的米诺环素软膏目前国内市场有成品销售，是可吸收性缓释剂。药物贮存于特制的注射器内，通过纤细的针头可将软膏导入牙周袋的深部。软膏遇水变硬形成膜状，不易从牙周袋脱落，基质材料能被脂酶分解而逐渐排出，同时药物成分缓慢释放。米诺环素不仅抗菌，还通过抑制胶原酶活性产生抗炎作用。

【用法】

1. 辅助 SRP 治疗深牙周袋或者对维护期有炎症表现的深牙周袋用药　向袋底注入软膏并一边注入一边逐渐退向袋口，注满即可，每周 1 次，需重复放置 4 次。

2. 牙周脓肿用药　向深牙周袋内注入药物至袋口，1 次即可。因为软膏的载体基质遇水变硬，急性状态下用药可能有一过性疼痛加重现象，因此需配合脓肿的切开引流。

甲硝唑药棒

国内自行研制生产的一种牙周局部缓释制剂，其载体是淀粉和羧甲基纤维素钠，是可吸收性药物。严格意义上讲，甲硝唑药棒能否作为缓释剂尚存有争议，因其有效药物浓度维持时间较短，约 2～3 天。

【用法】

对牙周脓肿治疗效果非常好。根据探诊深度，截取适宜长度的药棒插入牙周袋内即可。

二、口腔含漱剂和冲洗剂

口腔含漱能减少口腔内细菌数量，消除或减少牙面、舌背、扁桃体及颊黏膜等处的微生物，抑制龈上菌斑堆积，阻止或延缓致病菌的再定植，防止牙龈炎症复发。但含漱药物在口腔内停留时间短，进入龈下的深度不超过 1 mm，故对牙周袋内的菌群没有直接影响。常用于术前含漱以减少菌量，进行口内消毒，或者牙周基础治疗中、牙周手术后或维护期中辅助控制菌斑。

冲洗是用抗菌药液对牙龈缘或牙周袋内进行冲洗，即龈上冲洗或龈下冲洗，以改善局部微生态环境的一种方法。有一定的机械清洁作用，但药物停留时间短，也不容易达到高浓度，因此疗效短暂。常在 SRP 后进行龈上或龈下冲洗，起到机械冲刷、止血、消炎等作用，在牙周脓肿、冠周炎、急性龈乳头炎等急性感染的治疗中，常对深牙周袋进行反复冲洗，再配合局部袋内涂布药物或置入缓释药。

0.12% ~ 0.2% 的氯己定液

【作用】氯己定又名洗必泰，为广谱抗生素，能吸附于细菌表面，改变细胞膜的结构，破坏其渗透平衡从而杀菌，对 G^+ 及 G^- 细菌和真菌都有强抗菌作用。易于吸附在牙面和口腔上皮表面，然后缓慢释放。不易产生细菌耐药性，是目前已知效果最确切的抗菌斑药物。其含漱剂常作为各种含漱剂药效评估的金标准。

【用途】

1. 含漱　牙周超声治疗前和手术前用于口内消毒；术后用于抑菌斑、防止术后感染；牙周维护期以及因某些原因暂时不能行使口腔卫生措施者，均可使用含漱液辅助抑制菌斑堆积；也可用于口腔溃疡和霉菌感染者。

2. 冲洗　局部深牙周袋、牙周脓肿或冠周炎、冠周脓肿、急性龈乳头炎。

【用法】

每日含漱 2 次，每次 10 ~ 15 ml，含漱 1 min。

该制剂可以采用醋酸氯己定或者葡萄糖酸氯己定加蒸馏水配制成混合溶液，因易溶于乙醇，故有些商品含有乙醇成分。也有商品化的复方制剂，其成分除氯己定外，还有甲硝唑。

【注意事项】

1. 过敏者禁用。

2. 口腔内有牙槽骨暴露者禁用。

3. 其他副作用　味苦，长时间使用可使牙齿、修复体及舌背黏膜着色，易于生成牙石，可能有一过性的味觉改变、口腔黏膜烧灼感或发生黏膜剥脱，停药后均能自行消失。0.12% 浓度的溶液副反应小于 0.2% 浓度的溶液。故不宜长期使用，再生性牙周手术术后应用时间最长，一般也不超过 1 个月。

1% 和 3% 的过氧化氢液

【作用】

也称双氧水，是强氧化剂，一旦与组织、血液或脓液中的过氧化氢酶接触，立即释放出新生态氧，产生大量气泡，有清创、止血、灭菌、除臭、清洁等作用，可改变牙周袋内的厌氧环境，对厌氧菌有良好的抑制作用。

【用途和用法】

1. 超声治疗前 3% 过氧化氢液含漱 1 min，用于口内消毒并减少超声喷雾的菌量和扩散范围。

2. 超声治疗后 3% 过氧化氢液冲洗，可以清除局部肉芽组织、松动的牙石碎片，减少出血，利于组织愈合。

3. 治疗急性坏死溃疡性龈炎 可用 3% 过氧化氢液局部反复冲洗或轻轻擦拭去除坏死组织，减轻疼痛，促进组织愈合。其后可给予这类患者 1% 过氧化氢液含漱，每日 3 次，数日即可。

【注意事项】

1. 牙周脓肿患者禁用脓腔冲洗，因产生大量新生氧气泡造成脓腔压力增大而致剧痛。

2. 3% 的过氧化氢液仅限于医生局部应用，不能作为漱口液开具给患者；若必要时给予急性坏死溃疡性龈炎（ANUG）患者 1% 过氧化氢液含漱，不能长期使用，因其为酸性液体，对白念珠菌无效，长期用药可能导致白念珠菌的继发感染。

0.05% 和 0.1% 的西吡氯铵液

【作用】

又称西吡氯烷，是一种阳离子季铵化合物，与细菌细胞壁上带负电荷的基团作用而杀灭细菌。可抑制菌斑堆积，减轻牙龈炎症。高浓度溶液抑菌作用强于低浓度溶液，抗菌作用弱于氯己定液。

【用途和用法】

0.05% ~ 0.1% 的西吡氯铵含漱液，每次 15 ~ 20 ml，每日 3 次。副作用比氯己定液弱，牙面不会着色，故可为氯己定过敏患者的替代选择药物之一，可相对长时间应用。

精油

【作用】

杀菌的机制是导致细菌细胞膜破裂。可以减少口腔菌斑堆积、影响菌斑生物膜的代谢和降低菌斑中细菌数量。抑菌作用弱于氯己定液。

【成分】

常含有的成分包括 0.064% 麝香草酚、0.092% 桉油精、0.060% 水杨酸甲酯和 0.042% 薄荷醇。

【用途和用法】

副反应很小，无明显色素沉积，无味觉改变，不会加重龈上牙石形成，故可相对长期应用，适于牙周维护期患者和人群的日常口腔保健，但部分患者应用初期时常有明显的黏膜刺激感。

每次 20 ml，每日 2 次，每次 30 s 含漱。

0.5% 聚维酮碘液

【作用】

聚维酮碘也称碘伏，是碘制剂与表面活性剂的结合物，其释放的碘分子与细菌的细胞膜有高度亲和性，故有广谱杀菌作用，各种 G^+ 菌、G^-、病毒、真菌、螺旋体等均可杀灭。

【用途和用法】

对黏膜刺激性小，着色轻，故可为口腔含漱液，也可用于龈下冲洗，效果与氯己定相似。可用于术前口腔含漱消毒、冠周炎的龈下冲洗及黏膜溃疡、牙龈炎患者的含漱，以减轻炎症。

作为含漱液，每次 10 ~ 15 ml，每日 1 ~ 2 次。

三、消炎收敛药物

消炎收敛药物是一类较强作用的消毒防腐剂，多为碘制剂，有广谱抗菌作用，可凝固蛋白质、腐蚀袋壁的坏死组织。均可涂布于炎症重的牙周袋或龈沟内，对减轻急性炎症有益，但药效短暂。

碘制剂

1. 聚维酮碘　即碘伏，比含漱剂浓度高，如 1% 或 5%，是一种低毒、安全、刺激性小的消毒剂，可置于脓肿引流后的牙周袋内，有较好的消炎作用。

2. 碘甘油　刺激性小，含碘化钾、碘、甘油等，具有一定的抑菌、消炎收敛作用。患者可带回家自己使用。

3. 复方碘液　也称浓台氏液，含碘化锌、碘片及甘油等，其收敛和杀菌作用比碘甘油强，对黏膜的刺激性也比碘甘油强，故只能由医师使用。适合于对炎症重、肉芽组织增生的牙周袋在 SRP 后即刻袋内涂布，或者牙周脓肿、牙周窦道、急性龈乳头炎和冠周炎时使用。

【用法】

3% 过氧化氢液或者 0.12% 氯己定液冲洗牙周袋并擦干后，用镊子尖或尖探针取浓台氏液少许，置入牙周袋内，然后棉球蘸拭去多余的药液，以免刺激附近的黏膜。

30% 过氧化氢液

【作用】

30% 过氧化氢液为强氧化剂，可增加局部组织内氧含量，通过一过性的缺血和被动充血，改善组织代谢，促进炎症消退及加速组织愈合。

【用途】

适于完善的牙周基础治疗后，仍存在的顽固性的牙龈充血及水肿的部位。

【用法】

严格隔湿，牙面可涂凡士林隔离保护，取少许 30% 过氧化氢液放于双碟中，用小棉球或棉片蘸取药液，不要过饱和，并立即放于鲜红的牙龈组织上，牙龈发白后移开棉球或棉片，约 10 min 后牙龈又呈红色。可重复 2～3 次上述过程。每周可进行 1～2 次，效果较好。切忌药液流至牙面或邻近黏膜。

（和璐　徐莉）

第十三章

牙周基础性手术

　　牙周病的手术治疗是牙周病总体治疗计划的第二阶段，是牙周病治疗的重要组成部分。牙周炎发展到较严重阶段后，单靠基础治疗不能解决全部问题，需要通过手术的方法对牙周软硬组织进行处理，才能获得良好的疗效，从而保持牙周组织健康、延长患牙在口腔内的寿命、维持牙列的完整性，促进全身健康。牙周手术可以分为基础性手术、再生性手术和成形性手术三大类，其中基础性手术包括牙龈切除术及牙龈成形术、翻瓣术、骨切除及骨成形术、截根术等术式。

第一节　牙周基础性手术治疗的基本原则

一、手术目的

　　1. 充分地暴露病变的根面和牙槽骨，以利于彻底清除菌斑、牙石及病变组织。
　　2. 建立生理性的牙齿外形及牙槽骨外形。
　　3. 有利于患者自身的口腔维护。

二、手术时机

　　牙周手术治疗应在牙周基础治疗之后进行。一般在牙周基础治疗后至少 1.5～3 个月时复查，进行全面的牙周检查和必要的 X 线复查，对患者的牙周状况进行再评估。根据再评估结果，判断是否需要牙周手术治疗，及采用何种手术治疗方法。复查时除了要了解患者对牙周基础治疗后的反应及当前的病情，还要了解患者的年龄及全身健康状况、患者能否良好配合、能否有效控制口腔卫生、吸烟者是否愿意戒烟等。只有在完成牙周基础治疗并全面复查之后，才能对符合适应证者进行手术。

三、术前准备

1. 经过彻底的洁治、刮治等基础治疗后 1.5 ~ 3 个月。

2. 患者已养成自我维护口腔卫生的习惯，全口菌斑百分率应 ≤ 25%。

3. 了解患者全身健康情况，行血常规、出凝血时间、血糖及肝肾功能的检查，某些传染病的筛查等，排除手术禁忌证的全身疾病。

4. 全面的牙周检查及必要的 X 线复查。

5. 明确是否属于以下手术适应证：

（1）经龈下刮治及根面平整后牙周袋深度仍 > 5 mm，且探诊后出血或溢脓。

（2）牙槽骨外形不规则，需进行骨切除或骨成形。

（3）后牙根分叉病变为 2 度或 3 度。

需要指出的是，牙周手术术式繁多，应根据患牙的具体情况选择恰当的手术方法，具体应参考各手术的适应证。

6. 手术禁忌证

（1）局部炎症和病因未消除。

（2）患者不能配合：良好的菌斑控制是牙周手术治疗成功的决定性因素之一，如果由于患者不重视或残障等原因，在基础治疗阶段未能充分掌握和实施菌斑控制，则不应进行手术治疗。

（3）患有全身疾病且未得到控制（如糖尿病未控制），或因全身病情不能经受外科手术者，如血液病、半年内曾发生心血管意外等。此外，吸烟量多者术后愈合及疗效均差。

7. 手术器械准备

常规牙周手术包，包含一般手术器械（持针器、刀柄和刀片、直剪刀和弯剪刀、组织镊、止血钳、缝针和缝线），口腔及牙周专用器械（口镜、探针、镊子、牙周专用手术刀、牙周探针、牙龈分离器、骨膜分离器、Ball 匙形刮治器、4R/4L 刮治器、骨凿和骨锉）和一些附件（如洗耳球、冲洗器）。

（1）切口用器械

1）龈切刀：最常用于龈切。一端或两端为工作端，形状为斧形（肾形）。

2）牙间隙刀：又称 Orban 刀，主要用于牙间隙的切口。形状像矛，两侧均有工作刃。

3）外科刀：普通外科刀，一般选择 11 号、12/12D 号或 15/15C 号刀片。

（2）牙周手术用宽背镰形洁治器和 4R/4L 刮治器

1）宽背镰形洁治器：工作端较宽大，双端工作头且两侧均有工作刃。用于刮除手术区的大块肉芽组织、牙间隙的纤维组织和坚硬的龈下石。

2）4R/4L 刮治器：为通用性的刮治器，用于术中刮除暴露根面的牙石，并进行根面的平整。

（3）骨膜分离器

1）骨膜分离器：牙周翻瓣手术切开后，用骨膜分离器翻开黏骨膜瓣。

2）牙龈分离器：与骨膜分离器作用相同，但较小巧，且两端工作端形状不同，因此术中可用于翻开龈乳头，暴露术区。

（4）骨凿和骨锉：牙周骨手术中用于骨切除和骨成形。

（5）剪刀：弯剪刀主要用于修剪软组织，如龈切时牙龈外形及翻瓣时瓣内壁的修整、膜龈手术中消除肌肉对瓣的牵拉等。直剪刀可用于剪除缝线。

（6）缝针和缝线

1）缝针：使用弯针，针缘两侧有刃的是三角针，无刃的是圆针。缝合全厚瓣时通常使用三角针；而膜龈手术中，缝合半厚瓣时常使用细的圆针，以减小对较薄的龈瓣组织的损伤。

2）缝线：有多种选择，如不可吸收材料或可吸收材料的缝线、单纤维线或多纤维拧编的缝线。单纤维线可减少菌斑在缝线表面的聚集。聚四氟乙烯线是合成的不可吸收的单纤维线，被认为是最好的不可吸收缝线；可吸收缝线又有肠线和各种合成材料线。有些线被直接固定在针上，即针带线，并且已作无菌处理。使用这种针带线缝合，可减小对组织的创伤。在牙周手术中对龈瓣的缝合一般使用4-0或5-0缝线；如在美学区或采用显微技术，也可采用6-0或7-0缝线，甚至8-0缝线。

四、术后处理

1. 有需要时，手术部位可外敷牙周塞治剂，以达到止血、止痛、防止感染、固定软组织的目的。

2. 术后6 h内在手术相应的面颊部敷冰袋，以减轻组织水肿。

3. 术后当日即可刷牙，但不刷手术区，也不要用术区咀嚼食物。

4. 使用0.12% ~ 0.2%氯己定含漱剂，每日2次，每次含漱1 min。

5. 应向患者说明术后可能出现的疼痛反应，并给予止痛剂以备用。

6. 根据手术种类、手术范围及患者的全身情况决定术后是否预防性应用抗生素，必要时口服抗生素5 ~ 7天。

7. 一般术后7 ~ 10天拆线，如对术后伤口稳定有特殊要求，也可适当延迟拆线时间。

8. 术后2个月内勿探查牙周袋，以免破坏再附着和新附着。

9. 进入维护期，定期复查。

第二节　牙龈切除术及牙龈成形术

牙龈切除术及牙龈成形术指切除增生肥大的牙龈组织或后牙中等深度的有足够宽附着龈的牙周袋，并重建牙龈的生理外形。

一、适应证

1. 牙龈纤维性增生、药物性牙龈肥大等牙龈增生性病损，经牙周基础治疗后牙龈仍肥大、增生、形态不佳，或存在假性牙周袋经基础治疗后增生、肥大的牙龈仍不消退。

2. 后牙区中等深度的骨上袋，袋底不超过膜龈联合，附着龈有足够宽度者。

3. 位置基本正常、冠周有龈片覆盖的阻萌牙齿。

4. 牙龈瘤和妨碍进食的妊娠期龈瘤。

二、禁忌证

1. 未进行牙周基础治疗，牙周炎症未消除者。

2. 深牙周袋，袋底超过膜龈联合。

3. 牙槽骨缺损及牙槽骨形态不佳，需行骨手术者。

4. 前牙的牙周袋，牙龈切除术会导致牙根暴露，影响美观。

三、手术方法

1. 常规口周乙醇（酒精）消毒，0.12%氯己定液含漱 1 min，铺消毒巾，术者戴消毒手套。

2. 局部浸润麻醉和（或）阻滞麻醉。

3. 定袋底位置　将印记镊子无钩的一端与牙长轴平行进入袋底，有钩的一端置于龈表面，夹紧镊子后在牙龈表面形成出血点，该出血点与袋底位置一致，每牙应定点 2~3 个（图 13-1a）。也可以用牙周探针探查袋的深度，在牙龈表面相当于袋底处用尖探针刺入牙龈，形成出血点，作为印记（图 13-1b）。

4. 切口位置　用斧形龈刀或 15 号刀片在出血点根方 1~2 mm处（如果牙龈组织较厚，切入点可位于更根方一些），刀刃斜向冠方与牙长轴成 45° 角切入牙龈直达牙面，并做连续切口，使龈缘成扇贝状外形（图 13-2a）。切入的角度可以根据牙龈的厚薄适当调整，如牙龈较厚，可减小切入的角度。然后用柳叶刀或 11 号尖刀，在邻面牙间处沿切口处切入，将龈乳头切断，从而将增生的牙龈切除下来（图 13-2b）。

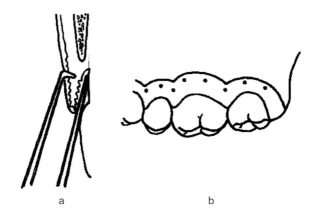

图 13-1　牙龈切除术的定点

a. 将印记镊子无钩的一端与牙长轴平行进入袋底，有钩的一端置于龈表面，夹紧镊子后在龈表面形成出血点；b. 定点后形成设计的切口。

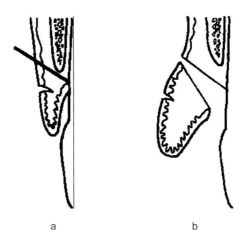

图 13-2　牙龈切除术切口方向

a. 在出血点根方 1 ~ 2 mm 处，刀刃斜向冠方与牙长轴成 45° 角切入牙龈直达牙面，并做连续切口；b. 用柳叶刀或 11 号尖刀，在邻面牙间处沿切口处切入，将龈乳头切断，从而将增生的牙龈切除下来。

5. 用宽背镰形龈上洁治器或刮治器刮除切下的龈组织，并行根面平整。

6. 用小弯剪刀或刀片修整创面边缘，使牙龈形态恢复生理外形（图 13-3）。

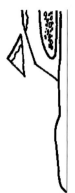

图 13-3　牙龈切除术创面的修整
用小弯剪刀或刀片修整创面边缘，使牙龈形态恢复生理外形。

7. 用生理盐水冲洗创口，纱布压迫止血并外敷牙周塞治剂。注意塞治剂应压入每个牙间隙间，并用唇颊和舌进行整形，让开系带，塞治剂不应妨碍咬合。

第三节　翻瓣术

翻瓣术是用手术方法翻起黏膜骨膜瓣，在直视下刮净龈下牙石和感染组织，必要时修整牙槽骨，再将牙龈瓣复位，达到消除牙周袋，建立再附着和（或）新附着的目的。

一、适应证

1. 基础治疗后 1.5～3 个月，牙周袋深度仍 > 5 mm，且探诊后出血。

2. 需行牙周骨外科手术，或根向 / 冠向复位瓣术，或冠延长术，需做骨修整等。

3. 需直视下平整根面，暴露根分叉，或需截除某一患根或行牙半切除术。

4. 适合做引导性组织再生术或植骨术。

二、手术方法及注意事项

1. 常规消毒，铺孔巾。传导阻滞麻醉，并在手术区每个龈乳头做浸润麻醉，以减少术中出血并加强麻醉效果。

2. 切口设计见图 13-4。

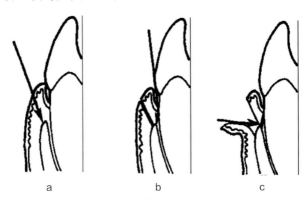

图 13-4　翻瓣术的 3 个切口

a. 第一切口（内斜切口）；b. 第二切口（沟内切口）；c. 第三切口（牙间水平切口）。

（1）内斜切口：距龈缘 0.5 ~ 1 mm 处，使用 11 号或 15 号刀片，刀尖指向根方，与牙面成 10° 角，刀片沿牙龈扇贝状的外形以提插方式从术区的一端唇向开始，刀尖应直达牙槽嵴顶，注意牙尖乳头的外形，勿将龈乳头切除。切口应包括患牙区的近中和远中 1 ~ 2 个健康牙齿。

注意内斜切口与龈缘的距离及切入的角度，应根据手术目的而定，并可根据牙龈的厚度、欲将龈瓣复位的位置等情况做适当调整。如做改良 Widman 翻瓣术或根向复位瓣术，需尽量保留牙龈外侧的附着龈，内斜切口应距龈缘较近，甚至可从龈嵴处切入；而在附着龈较宽的后牙，为了消除牙周袋，则可从距龈缘较远处切入。在牙龈较薄的部位，切口应距龈缘较近；而在牙龈肥厚增生的部位，切口可距龈缘远些、切入角度大些，以切除增厚的袋壁组织，有时还可将内斜切口与牙龈切除术联合应用，形成较薄的符合生理形态的龈瓣。用钝剥离器或匙形刮治器插入内斜切口，将龈瓣从骨面分离。

（2）沟内切口：刀片从袋底切入，直达牙槽嵴顶。

（3）水平切口：刀片与牙面垂直，水平地切断已被分离的袋壁组织及牙间组织。注意应将刀片深入邻间隙，从颊舌方向将龈乳头断离。

（4）纵切口：为了更好地暴露根面和骨面，必要时可在颊侧水平切口的近中或远中做纵切口。纵切口位于健康的邻牙轴角处，应将龈乳头包括在龈瓣内，以利于术后缝合（图13-5）。

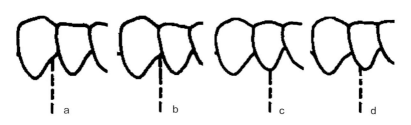

图 13-5　正确的和错误的纵切口位置

a. 正确：纵切口位于健康的邻牙轴角处，应将龈乳头包括在龈瓣内。b. 错误：纵切口位于龈乳头中央。c, d 错误：纵切口位于唇颊面中央处。

注意舌腭侧不做纵切口；纵切口禁忌位于龈乳头中央和唇颊面中央处；近、远中侧均做纵切口时，应使龈瓣呈梯形，即基底部略大于龈缘处，以利于龈瓣的血运；在前牙区工作时，龈乳头尽量完整地保持在一侧的龈瓣内，而不是将其分为颊、舌两部分，以有益美观，减少术后龈乳头退缩。

是否做纵切口，取决于手术目的和瓣的设计。例如，做根向复位瓣术，则必须在近、远中两侧做纵切口，且切口应达膜龈联合的根方、接近移行沟处，以使龈瓣能整体向根方移位；若进行牙槽骨手术等需要暴露较多的骨面时，也常做单端或者双端的纵切口；单纯的改良 Widman 翻瓣术，一般不做骨修整，因此一般也不需做纵切口，必要时可将水平切口延长 1~2 个牙，即可将牙根充分暴露。

3. 翻起龈瓣　龈瓣分为二种：

（1）全厚瓣：即黏膜骨膜瓣，是翻瓣术常用的一种，用骨膜分离器将瓣剥离。

（2）半厚瓣：即龈瓣包括上皮及一部分结缔组织，多用于膜龈手术，需做锐性分离（详见膜龈手术）。

4. 刮除领圈牙龈组织　用宽的镰形洁治器刮除已被分离的领圈状袋内壁及肉芽组织。

5. 根面平整　刮除牙根表面的牙石及含内毒素的牙骨质，使根面光滑平整。

6. 修剪龈瓣　用弯剪刀清除和修剪龈瓣内面尤其是龈乳头内侧残留的肉芽组织和上皮，并适当修剪龈瓣外形，使颊、舌侧乳头处的龈瓣能对接，龈瓣的外形与骨的外形相适应并能覆盖骨面。

7. 龈瓣复位　生理盐水冲洗创口，将龈瓣复位，再由根方向冠方轻压龈瓣 2~3 min，将多余血液及空气从创口内挤出，使瓣与骨面和牙面贴紧。

根据手术的不同目的，龈瓣可复位于不同水平：

（1）原位复位。

（2）根向复位，即将龈瓣向根方推移，复位在刚刚覆盖牙槽嵴顶的水平。其优点是保留附着龈宽度；减少牙槽骨的吸收；可充分暴露根分叉，有利于患者自我清除菌斑。

8. 缝合　缝合有多种方法，包括牙间间断缝合、悬吊缝合、褥式缝合、锚式缝合等，其中悬吊缝合法和牙间间断缝合是在翻瓣术中最常用的缝合方法。每种缝合完毕后，均应仔细检查龈瓣是否密贴骨面，龈缘有无卷曲，骨面是否均已覆盖，张力是否适中等，若牙龈发白则表示张力过大。还应在轻轻压迫龈瓣片刻后检查创口有无渗血。

9. 外敷牙周塞治剂。

10. 7~10 天后除去塞治剂并拆线，同时对患者进行控制菌斑的指导，如果创口愈合欠佳，可适当延长漱口液的使用时间。

第四节　骨切除术及骨成形术

骨成形术和骨切除术都属于切除性骨手术，是用手术方法修整病变区的牙槽骨，使之恢复正常的形态和生理功能的一类手术。骨成形术强调修整骨外形而不除去支持骨，而骨切除术则是切除一部分起支持作用的牙槽骨。在临床上，这两种方法往往需同时使用，很难严格区分。

一、适应证

1. 牙周炎症使牙槽骨嵴顶变得圆钝、肥厚、呈平台状，适当修整骨嵴缘，使其呈移行状态。

2. 骨边缘线高低不齐或呈反波浪形，则需修整成形。

3. 牙间隙骨破坏形成凹坑状缺损，骨再生的可能性较小，可切除较薄而低的一侧骨壁，形成斜坡状，或将颊、舌两侧的骨壁均除去，以消除凹坑状外形。

4. 修整浅的一壁骨袋，或宽而浅的二壁骨袋。

5. 根分叉病变为 2 度但附着龈宽度较窄，或根分叉病变为 3 度时，再生性治疗难以成功，因此常采用根向复位瓣术，暴露分叉区，并修整分叉区的根间骨缘，形成薄而有根间纵凹的外形。

6. 因牙齿向近中（或远中）无牙区倾斜，常在缺牙侧形成窄而深的骨下袋，如无条件通过正畸方法将倾斜牙竖直，可通过手术方法，将骨修整成逐渐向冠方倾斜的长斜面，利于消除牙周袋。

7. 因修复需要，在做翻瓣术的同时切除部分牙槽嵴顶，使临床牙冠延长，以便于修复。

二、手术方法

1. 常规消毒，铺孔巾，局部麻醉。

2. 按照翻瓣术的方法，行切口设计并翻瓣。

3. 刮净根面牙石及肉芽组织。

4. 用圆钻磨除肥厚或不齐的骨缘；也可用锐利的骨凿，使其成为移行的斜坡状。

5. 生理盐水冲洗手术区，龈瓣复位并完全覆盖骨面，缝合。

6. 外敷牙周塞治剂。

三、注意事项

1. 用涡轮手机修整骨的同时应给予冷却水降温，以防产热。

2. 使用涡轮手机时，应轻轻、断续地磨除肥厚及不齐的骨缘或一壁骨袋。

3. 在接近骨缘处应由根方向嵴顶移动。

4. 应避免损伤牙齿。

5. 骨成形术应注意不能降低骨的高度。

6. 修整后的骨面外形应为生理性的外形，在牙间和根间的骨面应形成生理性的纵凹沟。

第五节　截根术

将患根分叉病变的多根牙中破坏最严重的一或两个牙根截除，消灭分叉区病变，同时保留牙冠和其余的牙根，继续行使功能。

一、适应证

1. 多根磨牙，其中 1~2 个根牙周组织破坏严重，常规治疗不能治愈；而其余牙根健康或病情轻，牙松动不明显者。

2. 磨牙的一个根出现纵裂或横折断，而其他根完好者。

3. 磨牙的 1 个根有重度根尖病变，根管不通或器械折断在根管内不能取出，影响根尖病变的愈合。

4. 牙周 - 牙髓联合病变，有一根明显受累，患牙可以进行彻底的根管治疗。

选择适应证时还应考虑下列因素：

1. 牙根的长度和形态　如欲保留的牙根过短或牙根弯曲，手术后不足以支持牙齿行使功能，或无法进行彻底的根管治疗，不适合截根术。

2. 根柱（从釉牙骨质界到分叉处的距离）的长度　根柱短的牙适合截根术，且操作容易；相反，根柱长、分叉部位接近根尖区的牙，不适合截根术。

3. 根分叉的角度、有无牙根融合　根分叉的角度大，易于治疗和手术；分叉角度小，操作难度增加；如牙根部分融合，则不适于截根术。

4. 余留根周围支持组织的量　支持组织量少，不足以支持牙齿，则不适合截根术。

5. 牙齿动度　如牙齿动度已超过Ⅱ度，则不适合截根术治疗。

6. 术后牙间隙刷等口腔清洁用具能否进入根分叉区　这将会影响术后口腔卫生的维护，如不能进入根分叉区进行清洁，无法进行术后的维护，则不适合截根术。

二、手术方法

1. 术前准备　患牙做牙髓治疗（尽量做根管充填治疗）；调𬌗并适量缩减颊舌径，以减轻咬合负担；教会患者掌握正确的菌斑控制方法。

2. 常规翻瓣，充分暴露分叉区，彻底清创、根面平整。

3. 用安装细裂钻（最好为钨钢钻）的涡轮手机截根，从根分叉斜向釉牙骨质界切断患牙根。拔除患根，并将根分叉深部及拔牙窝内的病变组织刮净，必要时修整不规则的骨嵴外形。

4. 断面根管口倒充填　在断面暴露的根管处备洞，用银汞或树脂倒充填。为了手术方便和缩短时间，可在术前做牙髓治疗时，将需截除根的根管口稍扩大加深，从髓腔内填入银汞或树脂，以省去截根过程中的倒充填术。

5. 修整截根面的外形，使断面形成圆凸的光滑面，使分叉区到牙冠形成流线型，以利于保持口腔卫生，切忌留下树桩状的根面。

6. 生理盐水清洗创面，龈瓣复位缝合，放置塞治剂。

三、注意事项

1. 应在根分叉处将欲截除的牙根完全切去，切忌残存树桩状的突起。

2. 如果在进行翻瓣等手术过程中，临时发现有重度受累的牙根必须行截根术，而未能于术前预先进行根管治疗者，此时可先行截根术，摘除断根，将余留断面做固位形，用氢氧化钙糊剂直接盖髓后充填，术后定期复查牙髓状态，若发现牙髓活力逐渐退变或坏死，届时再做根管治疗。

3. 截根术后即刻，患牙会有较明显的松动，应嘱患者尽量不用患牙咀嚼，约3~4周后患牙将逐渐恢复到术前的稳固度。

4. 截根术后最可能发生的并发症是余留牙根的牙周破坏继续加重或根折，以及截根断面和暴露牙体组织面的继发龋坏。根折的主要原因是患牙支持作用减少，受力方向改变，原有的轴向力变为侧向力，对患牙造成创伤；或术前未做调𬌗；或根管治疗过程中造成根管壁过薄，或根管有内吸收后因牙根脆弱而根折导致的。

（韩劼）

第十四章

牙周再生性手术

第一节　引导性组织再生术

引导性组织再生术（guided tissue regeneration，GTR）的目的是使牙周炎造成的已丧失的牙周支持组织再生。

一、原理

在牙周手术后的愈合过程中，牙龈上皮细胞及结缔组织细胞生长、移动快，但无形成再生的能力，而来自牙周膜的细胞具有形成、再生的能力却又生长、移动较慢。引导性组织再生术是在牙周手术中利用膜性材料作为屏障，阻挡牙龈上皮细胞在愈合过程中沿根面生长，并阻挡牙龈结缔组织与根面的接触，引导具有形成、再生能力的牙周膜细胞有足够的时间沿根面向冠方生长，优先占领根面，从而在原已暴露于牙周袋内的根面上形成新的牙骨质，并有牙周膜纤维埋入，形成新的牙周组织的附着。

二、适应证

1. 骨袋　窄而深的骨袋为 GTR 的适应证，骨袋过宽则效果差。有研究报道三壁、二壁骨袋疗效好，但近来也有研究显示骨壁的数目与疗效不相关，窄而深的 1 壁骨袋也能获得良好疗效。

2. 根分叉病变　下颌牙的 II 度根分叉病变为适应证，但需有足够的牙龈高度。对于这类病变，GTR 的疗效优于常规翻瓣术。上颌磨牙的 II 度根分叉病变用 GTR 治疗，病变可有改善，但疗效结果不能肯定。

3. 牙龈退缩所致根面暴露 Miller1985 年将牙龈退缩、牙根暴露病变分为了 Ⅰ—Ⅳ度。对 Ⅰ度和 Ⅱ度龈退缩，GTR 治疗可获得根面的完全覆盖；对Ⅲ类龈退缩，根面可获得部分覆盖；Ⅳ类龈退缩则不是适应证。

有上述病变者，需先经过牙周基础治疗包括口腔卫生宣教、龈上洁治、龈下刮治和根面平整等治疗，将牙周感染控制之后才能进行 GTR 术。

三、膜性材料

用于 GTR 的膜性材料应具有下列特征：

1. 生物相容性。
2. 阻止上皮细胞移动生长。
3. 在根面与膜之间能保存一定的间隙。
4. 能与组织结合保证愈合过程中在组织中位置的稳定。
5. 营养物质能通过该屏障膜。
6. 具有临床可操作性。

膜性材料可分为两类：不可吸收性膜和可吸收性膜。

1. 不可吸收性膜：膜在组织内不能被降解吸收，需第二次手术将膜取出。目前国内无商品化的产品供应。

2. 可吸收性生物膜：在手术愈合中可降解吸收，不需要第二次手术取出。这类膜有胶原膜、聚乳酸/聚乙醇酸（PLA/PGA）膜等。胶原膜已成功用于临床治疗，但有些胶原膜过早降解，不能有效地发挥阻挡作用。生物膜理想的降解时间是手术后 6~8 周。有些在愈合时上皮会沿膜材料向根方生长，并可能具有引起机体免疫反应的危险等，这些是胶原膜目前存在的缺陷。PLA/PGA 材料具有良好的生物相容性，通过水解而降解，但在降解过程中可能产生组织反应。这种材料的降解期较长，可达到与不可吸收性膜相同的满意度。

四、手术方法及步骤

1. 术前患者用 0.12% 氯己定液含漱 1 min。

2. 局部麻醉、消毒、铺巾　同翻瓣术。注意在龈缘及牙间组织处不要过度浸润麻醉，防止边缘组织出现局部缺血。

3. 切口　在龈缘处行内斜切口，尽量保存颊、舌和牙间组织，以确保缝合后软组织密合。为了确保术后的严密缝合，有时需要行沟内切口或保留龈乳头切口。切口应向近远中向延伸，应包括 GTR 治疗牙近远中至少 1 个牙位，以便充分地暴露骨缺损。只有在需要行龈瓣冠向复位时才会在颊侧做垂直切口，其目的也是为了严密地覆盖生物膜。术中应注意保护龈乳头。

4. 翻瓣　翻起全厚黏骨膜瓣，根方应超过膜龈联合，瓣翻起的范围以充分暴露骨缺损及邻近骨质 2～3 mm 为度。

5. 根面平整　去除所有肉芽组织，彻底根面平整。可用刮治器、超声器械等。

6. 膜的选择放置　选择适合于覆盖骨缺损形状的膜，可对膜进行适当修剪，膜放置时应将缺损全部覆盖，并超过缺损边缘 2～3 mm。同时要注意有些可吸收膜存在正反面，即靠近结缔组织面和骨组织面一定不能弄反。膜材料应与缺损周围的骨质紧密贴合，避免膜的重叠或折叠，保持稳定。必要时需要使用可吸收缝线或膜钉予以固定。

7. 瓣的复位缝合　软组织瓣复位在膜的外侧面，应将膜完全覆盖。瓣缘应在膜边缘冠方 2～3 mm，为了将膜完全覆盖，瓣复位时可做冠向复位，缝合时应首先在龈乳头处做改良褥式缝合，以保证牙间处颊、舌侧瓣的闭合。也可采用垂直褥式结合水平褥式双层缝合。缝线应选择 4-0 或 5-0 的单纤维尼龙线，以减少菌斑在缝线上的堆积。

8. 一般在术后 10～14 d 拆线。

9. 术后护理　手术区域使用 0.12% 氯己定液含漱至少 2～3 周，控制菌斑，以减少感染的危险，保证理想的愈合。非手术区域按常规正常刷牙。在术前即刻及术后 1～2 周全身使用抗生素。至少 2～3

周后方可恢复刷牙和牙间清洁措施，并进行常规的牙周维护。

五、注意事项

有许多影响 GTR 疗效的因素，包括：

1. 患者因素 ①自我控制菌斑水平，菌斑控制好才能获得良好的临床效果。②吸烟，吸烟患者 GTR 术后获得的临床附着少于不吸烟患者。③牙列中存留的感染，存留的感染部位越多，临床附着获得越少。

2. 适应证的选择 缺损的形态即骨袋的深度和宽度影响临床结果，深而窄的骨内袋缺损及下颌磨牙Ⅱ度根分叉病变的 GTR 治疗效果佳。

3. 与 GTR 手术技术及愈合期有关的因素 瓣的良好设计、膜材料的正确放置、膜与根面之间间隙的保持、伤口的良好封闭及理想的术后菌斑控制是获得 GTR 成功治疗所必需的。术后龈退缩、膜的暴露、可吸收膜的过早降解，及术后感染尤其是牙周致病菌（如牙龈卟啉单胞菌、伴放线聚集杆菌）的存在，对 GTR 术后疗效具有不利的影响。

4. 控制牙齿的动度 对于牙齿松动Ⅱ度及以上的牙齿，GTR 术前要先行牙齿的临时固定。必要时还要配合调𬌗。因为松动的牙齿很难保证术区血凝块的稳定，不利于新附着的发生。

只有在 GTR 术前、术中、术后对上述各方面加以注意，避免不利因素，才能获得理想的治疗效果。

六、并发症及其处理要点

GTR 手术除牙周手术常见的并发症外，最主要的并发症是膜外露，其后果是继发的感染可导致牙周组织再生无法实现。对于可吸收膜来说，一旦出现膜暴露，可通过 0.12% 氯己定液局部冲洗来控制菌斑，不要急于通过二次手术的方式将暴露的膜取出。膜暴露范围比较小，在严格控制菌斑的条件下，有的仍可获得较好的结果。如果膜暴露范围比较大，结果不理想，可考虑 6 个月后再行手术。

为了防止生物膜的暴露，应尽量少切除牙龈组织，选择沟内切口或保留龈乳头切口。必要时应充分地松弛龈瓣，还应避免龈乳头处的龈瓣坏死，龈乳头处的坏死通常由缺血造成的，麻醉时应避免采用龈乳头局部浸润麻醉，以减少局部缺血的可能性。

如果手术区域出现急性感染或脓肿时，需要取出生物膜。不过这种情况在临床上很少出现。

颜面肿胀是任何手术都可能出现的并发症，通常在手术后第2～3天表现最重。手术后24 h内间断冰敷可减少颜面肿胀的出现。

六、目前国内临床使用的生物膜特点

目前国内尚无不可吸收生物膜经过注册允许在临床使用。国内临床上使用的均为可吸收性的生物膜。主要分以下几种：

1. 胶原膜　胶原膜可分为天然胶原膜及人工合成胶原膜。天然胶原膜比较柔软与骨面贴合度好，常温保存，使用前不需要预处理。脱细胞真皮基质胶原膜（ADM）本质上也属于天然胶原膜。ADM又分为同种异体ADM和异种ADM，其共同点是厚度较厚，龈瓣要充分松弛。存在局部出现免疫反应、感染传染性疾病的风险。

（1）同种异体ADM：经脱细胞处理，去除抗原成分，保留细胞外基质的胶原蛋白。在2～8 ℃冷藏保存，生理盐水冲洗3次后使用。

（2）异种ADM：小牛皮肤经脱细胞处理，仅剩下天然的胶原纤维。处理过程中无任何化学交联剂成分。使用前无需水化。

2. 聚乳酸/聚乙醇酸膜　有的合成膜也分两面，外层朝向黏膜组织，内层朝向骨面，维持内部空间结构。在储存温度2～8 ℃时，该产品偏硬、易碎，从冰箱取出后，在铝袋包装中15 min后可达到室温，然后再临床使用，但植入前无需水化。由于有一定的韧度，其贴合度常不如胶原膜，但维持一定空间的能力较胶原膜强。

第二节　植骨术

用自体骨或同种异体骨，或人工骨、生物陶瓷等材料放入骨缺损处，以引导或诱导骨的新生，修复骨缺损。

一、适应证

二壁及三壁骨袋、Ⅱ度根分叉病变。

二、手术方法

1. 常规消毒、麻醉。
2. 翻瓣，切口设计一定要保证龈瓣可以完好覆盖受骨区。
3. 平整根面，除净龈下牙石，刮净骨袋内的病理性组织。
4. 将准备好的植入材料置入受骨的骨袋并压实，使填入物与骨袋口平齐。
5. 龈瓣复位并严密覆盖植骨区，褥式缝合。
6. 检查龈瓣缝合后植入物是否覆盖妥帖、是否有渗血。
7. 外敷牙周塞治剂。

三、目前国内临床使用的植骨材料特点

植骨材料的主要性能要从骨生成能力、骨诱导能力和骨引导能力3个方面评价。骨生成是指植骨材料中含有的细胞能形成新骨。骨诱导是指植骨材料中有能使邻近的细胞转化为成骨细胞的成分。骨引导是指植骨材料可作为支架有利于周围组织中的细胞进入植骨区形成新骨。

1. 自体骨　植骨材料取自患者本身，同时具有骨生成、骨诱导和骨引导能力。缺点是常存在第二创口，供骨量有限，吸收较快。

2. 同种异体骨　具有骨引导和一定的骨诱导能力。常使用的产品为脱矿冻干骨与非脱矿冻干骨。后者经过冻干处理，保留了天然骨组织的钙成分及三维网架结构；而前者保留了天然骨组织的无机网架结构，通过脱矿使BMP2等生物活性成分得到更充分的暴露。

存在一定的局部免疫反应、感染传染疾病的风险。有报告指出该类产品在体内吸收较快。

3. 异种骨　仅具有骨引导性。通常选用小牛骨。也不能完全排除抗原性及疾病传播的危险性。国内使用产品制备的两种常见手段如下：

（1）小牛骨经过煅烧，留下的无机骨矿物保留了天然骨组织的三维网架结构。该产品在体内降解较慢。

（2）小牛骨经过脱细胞、脱脂处理后制成的生物骨基质，保留了其天然的三维多孔结构。主要成分为羟基磷灰石和胶原蛋白。植入后 12 周开始降解，24 周降解显著。

4. 人工材料　羟基磷灰石、磷酸钙、生物活性玻璃。

第三节　促进牙周组织再生的方法

生长因子在牙周组织再生中发挥着重要的作用。目前可在临床中使用的生长因子主要有釉基质蛋白和浓缩血小板生长因子。但前者未获得国内的临床准入。

富血小板纤维蛋白（platelet rich fibrin，PRF）是第二代浓缩血小板生长因子，其制备方法如下：利用变速离心力将自体血离心，使红细胞基底层与上面覆盖白细胞和血浆的透明液体层分离。由于没有使用抗凝剂，因此产生了一种叫作 PRF 的三维纤维蛋白基质。纤维蛋白基质内包含有大量血小板和白细胞，血小板可释放生长因子，从而对组织再生产生影响。

一、适应证

1. 牙槽嵴保存术　单独使用或与其他骨移植材料联合应用。

2. 上颌窦底提升术　作为屏障膜用于修复上颌窦黏骨膜穿孔或关闭侧壁开窗，常与其他骨移植材料联合应用。

3. 根面覆盖（现有文献的证据不足）。

4. 牙周组织再生　单独作为移植材料或与其他骨移植材料联合

应用。

5. 在口腔种植和引导骨再生中的相关应用　单独作为移植材料或与其他骨移植材料联合应用。

二、注意事项

1. PRF 的制备要严格无菌操作。

2. 用 PRF 制作的膜 10～14 天即被完全吸收，起不到阻挡牙龈上皮长入的目的，因此它不能替代用于引导性牙周组织再生（GTR）的屏障膜。

3. PRF 因含有白细胞和血小板具有抗炎和促进软组织愈合的作用。当与 GTR 屏障膜联合应用时，PRF 屏障膜应与牙龈结缔组织面或上颌窦黏膜面接触，而 GTR 屏障膜与骨面或骨移植物面接触。

4. 供血者的出凝血时间会对 PRF 的制备产生影响。

（栾庆先）

第十五章

牙周成形手术

第一节　牙冠延长术

牙冠延长术的目的在于通过手术方法增加临床牙冠的高度，从而利于美观、修复等。临床牙冠（简称临床冠）是指暴露在牙龈缘以上的牙齿结构，不同于解剖牙冠。通过形成足够的临床牙冠高度，使制作修复体时边缘不致过度伸展至龈下，避免侵犯生物学宽度，同时满足固位高度和美学要求。

牙冠延长的方法有外科手术法和正畸法。延长临床牙冠的外科手术法统称为牙冠延长术，实际上有多种不同的手术方法，临床上应根据不同的情况选择不同的方法。在此介绍常用的 3 种手术方法：牙龈切除术、翻瓣术、翻瓣术与骨切除术联合应用。

【适应证】

1. 龋坏达龈下，尚可治疗，需将龋坏及周边结构完全暴露出来，以便于充填和（或）修复治疗。

2. 牙折裂达龈下，牙尚可保留，需暴露出折裂的根方边缘，以利于修复。

3. 牙萌出不足，临床牙冠过短，影响美观。

4. 上前牙龈缘位置不协调，影响美观或影响修复时的美观效果。

5. 磨耗过重导致临床冠过短，影响固定修复时的固位。

6. 临床冠过短影响正畸装置的安放，需适当延长临床冠。

【手术方法及注意事项】

1. 术前检查和术前准备

（1）术前检查：全面的临床检查，观察牙龈的炎症状况，用牙周探诊法探测龈沟或牙周袋深度、牙折或龋的根方位置、后牙根分叉的位置，拍摄 X 线片，检查牙槽嵴顶水平、牙根的长度和形态，确定手术的范围、术后龈缘和牙槽骨嵴顶应达到的位置。据此确定术前应进行的准备工作和选择需采用的手术方法。

（2）术前准备：常包括牙周龈上洁治、龈下刮治和根面平整，口腔卫生指导，来消除和控制牙周组织的炎症；去除不良修复体，龋坏牙应去腐、备洞，行牙体治疗，制备临时修复体等。

根据对病例检查所得知的具体情况，选择适宜的手术方法。

2. 手术方法的选择

（1）牙龈切除术：仅切除一部分牙龈组织就能提供足够的临床冠长度，满足生物学宽度的需求，并且还能保留有足够宽度的附着龈。符合这种情况时，应选择牙龈切除术。

（2）翻瓣术：牙槽骨嵴顶至牙齿断缘或需暴露出的牙齿结构有 4～5 mm 以上，此种情况仅进行翻瓣术就可延长临床牙冠，满足生物学宽度的需求。如果患牙的角化龈窄，需采用根向复位瓣术，既暴露出足够的临床冠，又保证有足够的角化龈。

（3）翻瓣术与骨切除术的联合应用：是临床上最常用的方法。牙槽骨嵴顶至牙齿断缘或需暴露出的牙齿结构的距离在 3 mm 以内，单纯的翻瓣术不足以延长临床牙冠和满足生物学宽度的需求。此时应选用翻瓣术与骨切除术的联合应用，在翻瓣术的基础上再行骨切除术和骨成形术。

3. 手术方法

（1）牙龈切除术：根据美学或修复需要，确定术后的龈缘位置，据此进行牙龈切除术的定点。具体的牙龈切除术方法见第十三章第二节。

（2）翻瓣术：根据美学或修复需要，确定未来的龈缘位置，通过翻瓣术的内斜切口，切除多余部分的牙龈，在翻起龈瓣后进行彻底清创，再将龈瓣复位在所需要的位置上，从而达到延长临床牙冠的目的。具体步骤如下：

1）第一切口：内斜切口，在所确定的未来龈缘的新位置上内斜切入，切至牙槽骨嵴顶处，以提插方式移动刀片，使龈缘形成扇贝状外形，并使相邻牙齿的牙龈缘位置协调，满足美学要求，例如，上前牙中切牙和尖牙的龈缘顶点位置高度一致，侧切牙略位于冠方1 mm 左右。如果角化龈过窄，切口会将角化龈完全切除，此时切口只是在目前的龈缘处切入，然后做根向复位瓣术。

2）第二、三切口：沟内切口和牙间水平切口，从龈沟内切至牙槽骨嵴顶，并在邻面区域从牙槽嵴顶水平切断嵴顶上的软组织，去除围绕牙颈部的牙龈领圈。

3）翻瓣和清创：用骨膜分离器翻开黏骨膜瓣，清除根面上的牙石、菌斑等，进行彻底的根面清创。

4）龈瓣复位：龈瓣复位，做原位复位，龈缘即可达未来所需的龈缘位置处。如果是根向复位瓣术，则龈瓣复位时将龈缘推向根方，复位至所需要的根方位置上，从而获得所需的牙冠长度。

5）缝合：牙间间断缝合。可以在术区放置牙周塞治剂，以利维持龈瓣的复位位置。

（3）翻瓣术与骨切除术的联合应用：通过翻瓣术的内斜切口，切至未来所需的牙龈位置上，然后翻瓣，彻底清创，之后进行骨切除，降低骨高度，再将龈瓣复位，从而达到延长临床牙冠的目的。具体步骤如下：

1）切口、翻瓣、清创：同前述翻瓣术。

2）骨切除术：采用涡轮球钻或牙周骨凿去除骨嵴顶处的少部分骨，降低牙槽骨嵴顶的高度，从而暴露出足够长的牙冠。可用牙周探针测定牙周围骨嵴顶的位置，在降低骨嵴顶高度时，一般使骨嵴顶降至牙断缘的根方3~5 mm，或在美学区前牙釉牙骨质界的根方2 mm。还应修整厚的骨缘和多余骨，进行骨成形，使骨嵴顶和外形协调。

3）龈瓣复位、缝合：同前述翻瓣术，可放置牙周塞治剂。

4. 术后处理及注意事项　手术完毕后，给予 0.12% 氯己定液含漱液，嘱每天含漱 2 次，每次含漱 1 min，以控制菌斑。如果进行了骨切除术，且术区范围较大，可考虑给予抗生素。

一般术后 7 d 拆除塞治剂和缝线。术后 4～6 周术后反应消退，此时龈缘位置相对稳定，如需修复，可进行修复体的制备和制作。如是前牙美学区，可在术后 3 个月以上，待龈缘位置更加稳定后，再进行永久修复。

第二节　膜龈手术

膜龈手术是指仅涉及牙周或种植体周软组织的一类手术。包括增宽角化龈并加深前庭沟的游离龈移植术，治疗牙龈退缩的冠向复位瓣术、冠向复位瓣与上皮下结缔组织移植术联合应用、隧道技术与上皮下结缔组织移植术联合应用、侧向转位瓣术等，以及系带修整术。

一、游离龈移植术

游离龈移植术是将自体健康的上腭部位的角化牙龈组织游离，并移植到患区，以加宽患区的附着龈或种植体周的角化黏膜，加深前庭沟。

【适应证】

1. 附着龈过窄或无角化龈。

2. 附着龈过窄伴有前庭沟过浅，有碍口腔卫生的保持和可摘义齿的佩戴。

3. 种植体周角化组织过窄或缺乏伴或不伴有前庭沟过浅。

【手术方法及注意事项】

1. 常规消毒，传导阻滞麻醉或术区四周浸润麻醉，尽量避免将麻药注入受植区。

2. 受植区准备

（1）切口：沿膜龈联合或略冠方 1 mm 左右的角化龈处做水平的半厚瓣切口，不切透骨膜。切口长度根据所需治疗的范围决定。

（2）半厚瓣翻瓣：锐性分离切口根方的牙龈，形成半厚瓣，受植区的骨面上保留有骨膜。

（3）半厚瓣根向复位及缝合固定：将半厚瓣推向根方，常用连续锁扣缝合法（或其他方法）将半厚瓣的边缘缝合固定于根方的骨膜上，从而形成一个受植区的创面，同时也使前庭沟得以加深。因移植后的牙龈会有收缩，所以制备的受植区要大于预计增宽角化龈的区域。用浸有生理盐水的纱布暂时覆盖创面。

3. 供区取龈组织

（1）在上颌前磨牙至第一磨牙的腭侧，距龈缘约 2~3 mm 处做切口，取角化的游离龈组织。

（2）可用锡箔剪成受植区大小及形状，以辅助游离龈的获取。

（3）用 15 或 15C 刀片，按受植区形状做深 1.5 mm 左右的半厚切口，沿切口锐剥离龈组织，最后切下被剥离的牙龈组织，使之彻底游离。切取的牙龈组织厚度以 1.0~1.5 mm 为宜，包括角化上皮及其下方少许结缔组织。

4. 游离牙龈组织的移植与缝合　去除覆盖受植区的纱布，并清除表面的血凝块，将获得的游离的牙龈组织移植至受植区，用 5-0 或 6-0 缝线，先在冠方两侧缝合固定，根据移植组织的大小，可在冠方和近远中两侧相应位置增加缝合，也可在其根方做跨越移植组织的交叉褥式缝合，起到更好的固定作用。使移植组织与受区的组织紧贴，并避免卷边，以利于愈合。用湿纱布轻压 1~2 min，排除组织下方的积血和空气。

5. 术后尽量避免唇颊侧的剧烈活动，保持移植组织的稳定。给予 0.12% 氯己定含漱液含漱，控制菌斑，在术后短期内不刷位于术区的牙。一般术后 10~14 天拆线。

二、侧向转位瓣术

侧向转位瓣术是利用相邻牙的健康牙龈形成带蒂的龈瓣，侧向转移至患牙的牙龈退缩区，将裸露根面覆盖的手术方法。用来治疗个别牙较窄的牙龈退缩。

【适应证】

个别牙的唇侧龈裂或窄而深的局限性牙龈退缩，仅部分牙根面暴露，暴露面较窄，并且邻牙有健康的牙周组织，有较宽的附着龈和足够的前庭沟深度，可提供足够的能侧向转位的龈瓣。

【手术方法及注意事项】

1. 常规消毒，局部麻醉。

2. 受瓣区的准备

（1）沿龈退缩的边缘 0.5 ~ 1 mm 处做"V"形或"U"形切口，将暴露根面周围的不良龈组织切除，并在供瓣区的对侧健康组织上去除部分上皮，形成一定宽度的有创面的受植床。注意切口线要在健康组织上。

（2）刮除根面与骨之间的一部分牙周膜，开放牙周膜间隙，以利于细胞爬行附着根面。

（3）若根面较凸，可刮治或调磨根面，降低根面突度。

3. 供瓣区的准备

（1）测量受瓣区缺损的宽度。

（2）患牙的近中或远中有足够附着龈侧作为供瓣区，形成相当于受瓣区 1.5 ~ 2 倍宽的半厚瓣，如牙龈较薄也可为全厚瓣，高度与受瓣区相同。可在距受瓣区创面包括 2 个龈乳头处做垂直于骨面的纵切口，翻半厚或全厚瓣；或保留邻牙的龈缘和龈乳头，在龈缘根方 2 ~ 3 mm 的附着龈上做斜行的梯形半厚瓣切口，形成半厚瓣。

（3）将龈瓣侧向转位至受瓣区，将裸露的根面覆盖，并覆盖受植床。如瓣的张力较大，可在切口的基底远端处稍延长做松弛切口，以增加带蒂瓣的活动性，便于转位。

4. 缝合 将转位的龈瓣龈乳头与受瓣区的舌侧龈乳头对应，缝合固定。可用悬吊缝合。生理盐水冲洗。

5. 供瓣区遗留的裸露创面或骨面可放置油纱布、碘仿纱布，或放置锡箔后使用塞治剂。

6. 当龈退缩较宽，即根面暴露区的近远中径太宽时，单侧瓣太窄不能完全覆盖，这时可在近中和远中邻牙各转一带蒂乳头瓣，两瓣在受瓣区中线处缝合，再用悬吊缝合固定。这种方法称为双乳头转位瓣术。

7. 术后给予 0.12% 氯己定含漱液含漱，控制菌斑。术后 2 周拆除缝线。

三、冠向复位瓣术

冠向复位瓣术是指在牙龈翻瓣术中，将带蒂的全厚瓣（黏骨膜瓣）或半厚瓣（黏膜瓣）复位时向冠方移位，复位至较原来龈缘位置更冠方的位置处。在膜龈手术中的冠向复位瓣术主要采用半厚瓣冠向复位瓣术，或半厚 - 全厚 - 半厚瓣的冠向复位瓣术，用于治疗牙龈退缩导致的少量根面裸露。在此介绍膜龈手术中应用的冠向复位瓣术。

【适应证】

Miller Ⅰ 度龈退缩：因牙龈退缩导致的少量根面暴露，一般牙龈退缩＜ 4 mm，邻面骨高度和牙龈高度正常，并有一定宽度的角化龈。如果按牙龈退缩的 Cairo 分类法，则是Ⅰ度（RT1）牙龈退缩。

但需注意，患牙的角化龈宽度不足，角化龈宽度＜ 3 mm 时不适宜采用此方法。薄龈生物型也不适宜单纯冠向复位瓣术。

【手术方法和注意事项】

1. 麻醉 局部麻醉。注意不要将局麻药注入术区牙龈。

2. 根面处理 在裸露的根面上用刮治器进行根面平整、根面清创，降低较突牙面的突度。

3. 切口

（1）使用 15 或 15C 刀片做切口。

（2）水平切口的位置确定：先测量龈退缩的距离，再从龈乳头顶端向根方测出龈退缩的距离，该处即为水平切口的位置。

（3）切口深度：在龈退缩的近远中侧做半厚瓣切口，不切透骨膜。

（4）水平切口在距邻牙龈缘有一定距离时，切口转向根方做纵切口。切口要斜向根方，超过膜龈联合，形成根方较宽的梯形龈瓣。两侧垂直切口为达相当于龈退缩的根方处开始做的全厚瓣深度的切口，全厚瓣深度切口的长度与龈退缩的距离相同，之后在根方处再做半厚瓣切口。

4. 翻瓣　单纯采用冠向复位瓣治疗牙龈退缩时，冠向复位瓣术的翻瓣可采用半厚 - 全厚 - 半厚瓣的方式，在龈退缩的近、远中侧牙龈处进行锐分离，翻半厚瓣；在龈退缩的根方则翻全厚瓣，全厚瓣的宽度与龈退缩的量相同；之后再向根方进行锐性分离，翻半厚瓣，直至龈瓣可以无张力地冠向移动至可将原来裸露的根面完全覆盖。要注意半厚瓣不能过薄，否则易发生坏死，致手术失败。

5. 龈瓣复位　复位前先用刀片或弯剪去除近、远中龈乳头表面的上皮，将翻开的半厚 - 全厚 - 半厚瓣复位至冠方，近、远中龈瓣达龈乳头顶端，龈瓣中央处达釉牙骨质界或更冠方，使全厚瓣覆盖在原来裸露的根面上。

6. 缝合　使用 5-0 或 6-0 或更细的可吸收缝线或不可吸收缝线进行缝合，在龈乳头处采用间断缝合或联合使用悬吊缝合，在纵切口处做间断缝合，将冠向复位的龈瓣固定。

7. 术后处理　用 0.12% 氯己定含漱液含漱控制菌斑，2 次 / 日，含漱 1 分钟 / 次。术后 10 ~ 14 天拆线。

四、上皮下结缔组织移植术

上皮下结缔组织移植术简称为结缔组织移植术，是将取自腭部的结缔组织移植于受植区翻起的半厚瓣的下方，目的在于治疗牙龈退缩、覆盖裸露的根面。需要与冠向复位瓣术，或侧向转位瓣术，或牙龈隧道术等联合应用。可治疗单个牙或多个牙的宽而深的牙龈退缩。

【适应证】

1. 单个牙或多个牙的 Miller Ⅰ类和Ⅱ类牙龈退缩。

2. Ⅲ类龈退缩，只能获得裸露根面的部分覆盖。

3. 牙龈需有一定的厚度，能做半厚瓣，且有充足的血供。

【手术方法和注意事项】

单牙牙龈退缩常用冠向复位瓣术与结缔组织移植术联合治疗，多牙牙龈退缩可采用冠向复位瓣术与结缔组织移植术联合方法，也可采用隧道技术与结缔组织移植术联合治疗。在此主要介绍最常用的冠向复位瓣术与结缔组织移植术联合应用方法。

1. 受植区

（1）在牙龈退缩患牙的唇面按冠向复位瓣的方法做均为半厚瓣的水平切口。

（2）在水平切口的近、远中末端做两个斜向的纵切口，切口超过膜龈联合。

（3）锐性分离制备半厚瓣，直至半厚瓣能无阻力地复位至釉牙骨质界处。

（4）彻底刮净受植区的根面，必要时降低根面突度。

2. 供区

（1）在上颌前磨牙及磨牙的腭侧供区牙龈处切取上皮下结缔组织。在切取前可用注射器针头估计黏膜可获得的厚度。

（2）在供区做水平切口＋两端的垂直切口，或水平切口＋近中端的垂直切口，先翻起表层的半厚瓣，再从瓣下方切取大小合适的结缔组织；也可仅做1个线性水平切口，潜分离半厚瓣，再从其下方切取结缔组织，将结缔组织游离下来。

（3）将取下的结缔组织放在湿的盐水纱布上，进行修整，去除多余的腺体和脂肪组织。

3. 移植结缔组织

（1）将获取的结缔组织放在清除了血凝块的受植区创面表面，并将根面覆盖。

（2）用可吸收缝线将其缝合固定在骨膜和被保留的龈乳头处。

（3）如果采用的是隧道技术，将结缔组织放置在隧道内，并将退缩部位的裸露根面完全覆盖住。

4. 半厚瓣复位和缝合　将受瓣区翻开的半厚瓣冠向复位，最好复位至釉牙骨质界的冠方，将移植来的结缔组织覆盖住，至少应覆盖住 1/2～2/3。先做乳头部位的缝合固定，再缝合近、远中侧的垂直切口。还可增加交叉褥式缝合，使龈瓣与移植组织密贴。

5. 将供瓣区翻起的半厚瓣复位缝合，可达一期愈合。

6. 术后给予 0.12% 氯己定含漱液含漱，控制菌斑，防止感染。术后 10～14 日拆线。

五、系带修整术

实际上包含系带修整术和系带切除术。系带修整术是将系带切断以改变系带附着的位置，不妨碍龈缘；系带切除术则将系带连同它与骨面的联系一起切除。

【适应证】

1. 系带附着位置过于靠近龈缘，可牵拉龈缘使其与牙分离。

2. 系带粗大并附着至龈缘处，致使上中切牙出现间隙者，可采用系带切除术。

【手术方法与注意事项】

1. 局部浸润麻醉。

2. 用止血钳夹住系带，钳喙方向直指移行沟，在钳喙的上、下侧分别做切口，两切口之间呈"V"形，将止血钳夹持的系带组织切除。

3. 钝性剥离创口下的纤维组织，使系带完全松弛，创口呈菱形。

4. 沿创口纵行方向做间断缝合，如张力大，可做褥式缝合。压迫止血。

5. 1 周后拆线。

（欧阳翔英）

第十六章

牙周炎患者的种植治疗

第一节　种植前牙周治疗与风险评估

一、种植前牙周治疗

在牙周炎系统治疗的 4 个阶段中，种植治疗与正畸治疗和常规修复治疗一样，同属于第三阶段。因此，牙周炎患者的种植治疗应在牙周基础治疗和手术治疗之后进行，旨在恢复或重建其咬合功能。

在牙周治疗的第三阶段，若患者同时需要接受正畸和种植治疗，则种植治疗通常在正畸治疗结束且咬合稳定之后开始。个别情况下，当正畸治疗需利用种植体作为支抗时，应与正畸医生协商，共同确定种植体植入的时机与准确部位；治疗计划中同时存在种植修复与传统修复时，二者宜同时进行，以便更好地建立咬合关系。

1. 牙周炎症得到控制　应使 BOP < 25%，PD ≤ 4 mm。牙周炎并非种植的禁忌证，但有牙周炎病史的患者的种植体累积存活率与种植成功率均低于非牙周炎患者，种植体周炎的发生和边缘骨吸收（marginal bone loss，MBL）也更常见。未得到有效控制的牙周炎更会使以上风险显著增加。

2. 牙周手术区域基本愈合　在非再生性牙周手术后 3 个月，再生性牙周手术后 6 个月，对术区进行再评价后方可开始种植治疗。当种植区位于再生性手术区域内时，应根据种植位点的原有骨量和植骨材料种类综合判断手术时机。

3. 患者具备良好的菌斑控制能力　应使菌斑百分率 < 20%。

另外，对拟定的种植修复体的菌斑控制方法应有预判，提前教会患者。如不能掌握，则应考虑更改修复设计。

4. 患者具有较好的依从性　在种植治疗期间及以后的长期维护中，均需要患者具有良好的依从性，定期复查维护，这样才能降低牙周炎患者的种植失败率和并发症发生率。

二、风险评估

口腔种植治疗的风险评估包括社会行为学、全身疾病、咬合系统等多个方面，本节仅针对常见于牙周炎患者的局部危险因素进行阐述。

（一）种植区硬组织缺陷

1. 骨量不足　牙周炎患牙在牙齿缺失前即存在骨量的丧失，因此骨量不足较为普遍。在种植体长度、直径以及植入的三维位置满足修复需要的前提下，种植体周围骨壁厚度应＞1.5 mm（上前牙腭侧骨壁厚度应＞0.5 mm）。

2. 拔牙窝愈合差　由于长期的炎性刺激，患牙自行脱落或被拔除后未做妥善处置时，拔牙窝内成骨较慢，成骨量也较少，甚至在拔牙数月后仍有大量肉芽组织。

3. 种植区骨外形与周围骨外形不协调，种植牙位的牙槽嵴高度显著降低。虽然有时骨量可满足种植体的植入，但种植修复后会形成垂直型骨吸收外形或"反波浪骨外形"，导致深袋的出现。

（二）种植区软组织缺陷

1. 黏膜厚度不足　指种植区黏膜厚度小于2 mm。除了薄龈生物型，创伤或骨牵张也可造成种植区黏膜厚度减少。黏膜厚度不足是植骨区感染、牙龈退缩、MBL和种植体周炎的危险因素。

2. 前庭沟/口底过浅　对其深度尚无明确的界定。前庭沟/口底过浅可使种植体周黏膜更易受到食物的机械刺激，并增加口腔卫生维护的难度。健康天然牙周围的前庭沟/口底过浅多为遗传性/发育性因素；牙周病、外伤和牙齿长期缺失导致牙槽嵴的高度降低，也可使前庭沟/口底相对过浅。

3. 角化黏膜宽度不足　缺牙区角化黏膜宽度小于 4 mm 时，无法保证在种植修复体颊舌侧均有 2 mm 以上的角化黏膜，将会因为缺乏附着龈而易患种植体周疾病。在实际临床操作中，若未能将角化黏膜平均分配到种植体颊舌侧，或种植体龈沟深度大于 2 mm 时，会导致实际所需角化黏膜的宽度大于 4 mm。

4. 存在瘢痕组织　临床检查可见黏膜色形质的一致性受到破坏；影像学检查显示，在充分的骨愈合期后，嵴顶骨外形仍不规则，硬骨板不完整。牙周炎患者种植区瘢痕组织的形成主要是由于天然牙牙周组织的长期炎性破坏以及拔牙窝处理不完善。牙周手术或根尖手术也可造成唇颊侧的瘢痕形成。瘢痕的存在常伴随有骨缺损和骨形态不规则；影响软组织瓣的可牵张性；影响局部血运；在瘢痕组织上形成种植体软组织袖口，更易形成深的龈袋和罹患种植体周炎。

（三）咬合因素

由于牙周支持组织部分丧失，牙周炎患者的余留天然牙的动度可能高于正常生理动度，在种植治疗前应依据牙周状况确定修复的咬合设计。

1. 患者原有的咬合关系是否正常，侧方𬌗与前伸𬌗的类型，以及是否存在口腔副功能。

2. 余留天然牙动度是否在正常生理动度范围之内（可参考 PTV：坚固为 -8 ~ 9，微动为 10 ~ 19，轻度松动为 20 ~ 29）。

3. 余留天然牙是否可以稳定地维持垂直距离。

第二节　治疗方案的制定

一、种植修复方式

（一）牙列缺损

单冠修复

【适应证】

1. 单颗牙缺失　对于大多数单牙缺失的病例，单颗种植体支持的单冠修复方式是唯一选择。

2. 多牙缺失 骨量和软组织量充足，或软硬组织量的不足已得到纠正。通过植入与缺失牙数目相同的种植体，并分别以单冠进行修复，可以对缺牙区牙槽嵴产生广泛充分的应力刺激，有助于保持骨量；种植体能够以更有利于𬌗力传导的方向植入，而不必过多考虑种植体之间的平行度，避免角度基台的应用；种植修复体的日常卫生维护方法与天然牙基本一致，易于掌握；当种植修复体出现折裂等机械并发症需要修理或重新制作时，对患者的功能影响较小，费用也相对较低。

【禁忌证】

1. 骨量严重不足，部分缺牙位点无法植入种植体。

2. 骨嵴不平坦，种植体植入后易形成"反波浪骨外形"。

3. 种植部位所受𬌗力较大，如患者有磨牙症或需要以种植修复体维持垂直距离时。

4. 因缺失牙牙冠近远中径所限，种植体间无法保证 3 mm 的最小距离，如多颗下颌切牙连续缺失。

5. 患者口腔卫生维护能力不足。种植体数目的增加和间距的缩小意味着口腔卫生维护工作量的增加，以及种植体周疾病发生概率的增高。

联冠修复

【适应证】

1. 骨量不足时，为了避免植骨而采用较细或较短种植体，通过联冠修复降低单一种植体的受力。

2. 单颗磨牙缺失，接触点水平的近远中距大于 13 mm 时。多见于下颌第一磨牙，采用两颗种植体支持的单颗磨牙形态的联冠修复，可避免因单颗种植体修复后悬臂过大而出现的机械并发症。

3. 𬌗力过大。如磨牙症或余留天然牙因支持组织丧失而普遍存在超出生理范围的动度（微动以上动度）。

4. 患者天然牙磨耗较重，𬌗曲线不良，单冠修复后易出现垂直性食物嵌塞。

【禁忌证】

1. 除了骨嵴不平坦和种植体之间不能保证 3 mm 的最小间距以外，种植体间角度过大也不适合联冠修复。

2. 联冠修复后，种植修复体的邻面卫生维护需要使用间隙刷和桥体牙线，口腔卫生维护不佳的患者不宜采用。

固定桥修复

【适应证】

1. 均为多颗牙连续缺失。

2. 部分牙位骨量不足 通过桥体设计有可能避免在骨量不足的区域进行种植。

3. 美学区 固定桥设计更有利于龈乳头的形成。

4. 缺失牙牙冠近远中径过小 可避免种植体之间或种植体与天然牙之间的距离过小。

5. 降低种植治疗费用和手术复杂程度 可有效减少所需种植体的数目以及进行软硬组织增量手术的费用与并发症。

【禁忌证】

1. 可用骨量不足 固定桥设计常要对种植体的直径和长度有更高的要求，可能因可用骨量有限而无法满足。

2. 悬臂梁过长或受力过大 风险大小与种植体的数目和分布、悬臂梁的长度和部位、修复材料的种类，以及咬合关系等因素有关。

（二）牙列缺失

因牙周炎导致的牙列缺失患者，在进行种植修复设计时应特别注意修复体卫生维护的难度。

种植体支持式（implant-supported）

【适应证】

1. 牙列缺失，骨量和软组织量相对充足 种植体支持式全口义齿的种植体数目较多，一般认为单颌不少于 4 颗，且种植体需具备一定的长度和直径。

2. 年轻患者 种植体承受的力量主要为与其长轴方向接近的𬌗力，有利于牙槽嵴骨量的维持。

【禁忌证】

1. 骨量不足　无法植入合适数目和规格的种植体，或种植体不能合理分布，无法保证足够的近远中种植体间距离（AP值）。

2. 远中悬臂过大　修复体悬臂梁，尤其是远中悬臂梁与近远中种植体间距离的比值（CL/AP）过大（＞1）时存在较大风险。

【方法】

1. 固定修复体　常用的修复方式包括分段式固定桥和复合基台连接的一体式固定桥。分段式固定桥修复多用于软硬组织量充足、理想修复体的水平向位置与牙槽嵴顶基本一致的情况，可采用粘接或螺丝固位方式；复合基台连接的一体式固定桥多用于软硬组织有明显吸收、需要以龈色修复材料恢复丧失的牙槽嵴高度和口唇丰满度的病例，牙龈与𬌗平面之间的距离宜大于12 mm。在临床手术操作时，常需大量降低牙槽嵴高度，以获得足够的嵴顶骨宽度，并使修复体与牙龈的过渡线得以隐藏。虽然该修复方式的修复体组织面为外凸形态，但由于修复体的牙龈盖嵴部总面积较大且位置低，卫生维护难度大，多采用螺丝固位方式以便定期拆卸清洁。

2. 可摘修复体　种植体支持的可摘修复体适用于牙槽嵴有明显吸收，需要以基托恢复牙槽嵴高度和口唇丰满度的病例。各种植体之间以支架刚性连接，上部修复体通过组织面的金属或尼龙卡与种植体间的支架形成固位，将𬌗力分散于各种植体。与复合基台连接的一体化固定桥相比，患者的口腔卫生维护难度降低；可以由患者自行摘戴，因此允许基托组织面包裹覆盖牙龈，避免了大量降低牙槽嵴高度；易于进行上部修复体的调改和重新制作。

种植体固位式（implant-retained）

由剩余牙槽嵴承担咬合力，种植体仅起辅助固位作用，防止修复体脱位。一方面，种植体所受应力较小，因此可以使用较细直径的种植体；另一方面，种植体承受的力量主要为非轴向的侧方力，不利于种植体周围的骨改建，边缘骨吸收速度相对较快。

【适应证】

1. 固位力差的全口义齿　全口义齿缺乏稳定性，在进食及说话时易松动脱落。

2. 牙槽嵴重度吸收的无牙颌患者　大范围的严重骨吸收，患者无条件或不愿接受骨增量手术。

3. 患者经济承受能力较差　种植体固位式覆盖义齿通常单颌仅需 2 颗种植体，但可获得与固定义齿相似的患者满意度。

【禁忌证】

1. 骨量充足的无牙颌患者　由于此类修复方式的种植体主要为侧方受力，其维持牙槽嵴剩余骨量的作用较差。

2. 年轻患者　种植体边缘骨吸收速度相对较快，不符合年轻患者对种植修复体长期稳定行使功能的要求。

3. 牙槽嵴平坦的无牙颌患者　种植体在该修复系统中仅起辅助固位作用。当牙槽突完全吸收，不能为修复体提供侧方支持力时，种植体将承受全部的侧方𬌗力，继而导致种植失败。

4. 无法保证定期复诊的患者　由于种植体固位式义齿为黏膜支持，牙槽嵴仍会持续吸收。为了保证种植体不受到垂直向𬌗力，患者需严格遵循复诊的时间安排（每 6 个月），如果发现种植体承受垂直向𬌗力，及时对全口义齿予以重衬。

【方法】

1. 目前常用的附着体有杆卡、球帽、Locator 和磁性附着体等。多为单颌两颗种植体，除了杆卡，其他附着体均不需将种植体之间进行刚性连接。

2. 杆卡和球帽连接对种植体间的平行度要求较低，但需要更多的垂直向修复空间；Locator 基台的垂直高度可以在 2 mm 以内，但内凹的设计不利于清洁；磁性附着体的衔铁对磁共振成像会产生较大影响，对于特定人群应谨慎使用或选择可拆卸式衔铁设计的磁性附着体。

二、种植时机

（一）即刻种植（1型）

种植体即刻植入拔牙窝。这减少了手术次数和治疗周期；牙龈外形尤其是龈乳头尚未塌陷，即刻种植后可通过临时修复体维持牙龈形态；另外，当牙根周围的骨壁过薄时，由于骨组织在此阶段还未发生明显吸收，有利于维持植骨材料的稳定性。

【适应证】

1. 牙外伤无法保留。
2. 患牙因牙体牙髓或牙周病无法保留。

【禁忌证】

1. 急性炎症期。
2. 种植体不能获得良好的初期稳定性。
3. 软组织缺损严重，种植后可能出现大范围植骨区暴露。
4. 骨量严重不足。

【注意事项】

即刻种植时，术前应注意患牙及其周围组织的感染控制，如根尖病变和牙周病变；拔牙后唇颊侧骨壁的厚度应 ≥ 1.5 mm；种植体在原有骨组织内的深度应 ≥ 4 mm；存在软硬组织量不足时，需同期进行软硬组织增量。

牙周炎患者进行即刻种植时，除需遵循以上要点外，为了更好地控制牙周来源的感染，还可先在患牙四周做起自龈缘的内斜切口，这样可以在切除炎性袋内壁的同时尽可能地保留角化黏膜。在长期炎症刺激下，牙周炎患牙牙根周围的牙槽骨可出现反应性骨密度增高，影响即刻种植时种植区的血液供给和成骨细胞的募集，可在患牙拔除后用小球钻在拔牙窝内的束状骨表面打孔，达到去皮质化的目的。

如果治疗目的包括保留牙龈外形和龈乳头高度，则需要同时进行即刻修复。

（二）早期种植（软组织愈合）（2 型）

拔牙创牙龈软组织初步愈合后进行的种植，因拔牙创的大小不同，其时间点为 4~8 周不等。此时骨组织已出现少量吸收，龈乳头塌陷，但牙龈软组织缺损得到修复，拔牙创内的感染通常也得到很好的控制。对于骨壁缺损严重的病例，拔牙时在拔牙窝内植入具有一定形态维持能力的骨替代材料（如骨胶原等），可以在一定程度上防止牙龈软组织外形塌陷，在早期种植时形成充足的软组织量。

【适应证】

与即刻种植适应证类似，但有以下情况时：

1. 感染严重，不能在拔牙时彻底清除。

2. 软组织量不足。

【禁忌证】

骨量严重不足，种植体不能获得良好的初期稳定性。

【注意事项】

多数病例存在骨量不足，需在种植同期植骨。

由于牙槽嵴尚未愈合，嵴顶和骨缺损处的牙龈软组织下方的骨膜常不完整，剥离黏骨膜瓣时应注意避免撕裂。

（三）早期种植（部分骨愈合）（3 型）和延期种植（4 型）

3 型种植的时机是拔牙后 12~16 周，除了软组织愈合外，拔牙位点的骨组织也部分愈合；4 型种植指拔牙位点的骨组织已完全愈合，至少在拔牙后 6 个月。得益于种植体形态设计和表面处理技术的提高，种植体在部分愈合的骨组织内也可获得良好的初期稳定性和成功骨结合，因此二者的适应证选择和手术操作方法类似。缺点是牙槽嵴的高度和宽度都已有明显减少。

【适应证】

适用于多数种植病例。

【禁忌证】

符合即刻或早期（软组织愈合）种植适应证的美学区牙列缺损。

【方法】

常规种植手术操作。

【注意事项】

在牙周炎患牙拔除后 6 个月甚至更长时间，也可出现拔牙创伤愈合不良，骨组织未完全形成的情况。其可能原因有牙根周围的骨质因长期炎症刺激而出现密度增高；拔牙窝骨壁不完整；牙周袋的袋内壁上皮未去除，影响牙龈软组织的愈合。

针对以上问题，可以在拔牙时切除袋内壁，并以小球钻对拔牙窝进行去皮质化处理；对骨壁过薄或缺损的病例，可以在拔牙时进行位点保存，此时种植时机应根据植骨材料的吸收时间、植骨量、余留的骨壁数、原有的可用骨量，以及患者的全身因素等综合考虑。

三、负重方式

（一）即刻负重（A 型）

指在种植后 1 周内戴入修复体，且修复体承担部分或全部咬合力。

【适应证】

1. 即刻种植时用以维持牙龈软组织的原有形态，尤其是高弧形的薄龈生物型病例。

2. 即刻种植时种植体颈部软组织量相对不足，需要以临时修复体协助封闭术区并诱导牙龈生长。

3. 满足患者在种植治疗过程中的美观需求。

4. 满足患者在种植治疗过程中的咀嚼功能需求：主要针对牙列缺失患者的种植体支持式修复体。

【禁忌证】

1. 种植体初期稳定性不佳　因各种植系统的设计存在不同，即刻负重对种植体植入扭矩的最低要求为 35 ~ 45 N·cm。

2. 种植体周围大量植骨　种植体在原有骨组织内的长度小于 5 mm 时，不建议即刻负重。

3. 咬合存在干扰　如深覆𬌗、锁𬌗等错𬌗患者，当临时修复体无法避免咬合干扰时，不能进行单牙或局部的即刻负重。

【方法】

单牙的即刻负重多见于前牙。使用临时修复基台，在椅旁采用直接法完成。也可在种植手术前利用数字化或传统印模技术加工制作。临时修复体多为树脂材料，或由所拔除的患者的天然牙磨改粘接而成。临时修复体应满足与邻牙无接触，正中、前伸及侧方殆时与对殆牙无殆干扰；组织面应调磨光滑，轻压牙龈软组织，避免菌斑滞留；固位方式宜采用螺丝固位以利于后期调改。当种植体植入方向无法保证基台螺丝自舌侧穿出时，可将螺丝孔开于唇侧，以树脂材料封闭。

局部多颗种植体或短桥体的即刻负重较少使用。如果必须进行即刻负重，则宜选用较长（不小于 10 mm）的根形种植体成角度植入。

全牙列的即刻负重应遵循以下原则：种植体的长度和分布满足设计要求；种植体的初期稳定性良好（植入扭矩不小于 $35 \sim 45$ N·cm）；负荷种植体周围无大范围植骨；临时修复体无远中悬臂梁；浅覆殆，牙尖斜度较小，牙冠颊舌径减径；平衡殆。

【注意事项】

修复体戴入后应拍片确认各部分连接紧密，防止因夹入软组织或骨屑、植骨材料等导致基台或临时冠未完全就位。

多牙或全牙列即刻负重时，应确保修复体戴入时不存在内应力。为了预防内应力的出现，在取模时应将印模转移杆刚性连接。临时修复体纳入种植体数目较多时，可在上部修复体预留 $1 \sim 2$ 颗种植体临时基台粘接孔，将相应的临时基台在口内拧紧就位。待上部修复体以其余的临时基台在口内就位后，再用自凝树脂将其与提前就位的临时基台粘接固定。为了判断是否存在内应力，戴入修复体时应先固定修复体的一侧远中端，并将螺丝旋至所规定的扭矩（15 N·cm）。若无内应力存在，则其他固定螺丝仅在拧入过程的最后 $1 \sim 2$ 圈才会感受到明显阻力。

临时修复体戴入后，2 个月内应避免取戴。如有松动，应在查明并消除原因后用手用螺丝刀轻轻拧紧。

（二）早期负重（B 型）

在种植后 1 周至 2 个月内完成修复并负重，其失败率明显高于包括即刻负重在内的其他负重方式。近年来，亲水表面种植体的出现显著提高了早期负重的成功率，但其本质上是骨结合完成后的负重。

（三）常规负重（C 型）

常规负重是指在种植体达到骨结合后进行上部修复并负重，适用于多数种植病例。对于非植骨病例，常规负重的时间取决于患者骨质和种植体表面处理方式。如对于 2、3 类骨质，目前多数种植体的常规负重时间为植入后 2~3 个月。如患者为 1 类骨质，常规负重时间至少为术后 6 个月。具体负重时间还受到患者全身健康因素、手术操作、术后愈合效果等因素的影响。

【适应证】

适用于大多数种植病例。

【禁忌证】

1. 种植部位为 4 类骨质。

2. 种植体周围存在大范围骨替代材料，种植体在骨组织中的长度少于 4 mm。

3. 患者存在磨牙症或咬合副功能。

（四）负重方式的亚分类

有𬌗接触的即刻负重 / 无𬌗接触的即刻负重

后者的临时修复体与对颌牙无接触，也被称为即刻临时修复。有关的临床对照研究较少，已有研究称未发现二者在种植成功率上存在差异。

直接负重 / 渐进式负重

与直接戴入有咬合接触的修复体不同，渐进式负重是在骨小梁与种植体表面产生结合后，通过对种植体施加合适的力，促进种植体周围的骨改建，增加种植体周围骨小梁的密度及骨-种植体接触（BIC）率，促使骨小梁的分布更有利于𬌗力的传导。

【适应证】

可用于各种种植病例，尤其是以下 4 点：

1. 种植部位为 4 类骨质。

2. 种植体周围存在大范围骨替代材料，种植体在骨组织中的长度少于 4 mm。

3. 患者存在磨牙症或咬合副功能。

4. 前牙美学区　渐进性负重可更好地维持种植体边缘骨组织高度。

【方法】

对于 4 类骨及种植体周围存在大范围骨替代材料的病例，在初步骨愈合后（术后 2 ~ 3 个月），可通过逐步更换愈合基台、无𬌗面形态无咬合接触树脂冠、低牙尖斜度无咬合接触树脂冠、低牙尖斜度轻咬合接触树脂冠，以及轻咬合接触的永久修复体来逐渐增加种植体所受𬌗力。每个阶段约 2 ~ 3 个月，可通过根尖片或共振频率分析（RFA）来判断种植体周围骨质的改变。

对于磨牙症等口腔副功能患者，渐进性负重可以通过佩戴软𬌗垫完成。由于骨改建过程约需 1 年，软𬌗垫应至少佩戴 1 年。

当渐进性负重的目的是保留更多的边缘骨组织时，可以直接使用低牙尖斜度轻咬合接触（咬合间隙约 100 μm）的树脂冠，负重 4 ~ 6 个月后改为永久修复。

第三节　基本种植外科

一、无菌原则

1. 手术环境　应具有独立空间，与外界环境存在缓冲区。室内设备摆放易于实现对环境的消毒。

2. 手术工具　种植手术所需工具较多，应根据工具的特点和要求进行灭菌。如扭矩扳手与种植手机等结构复杂的工具，需要拆卸后灭菌。

3. 手术过程

（1）冷却水导致无菌环境破坏：对于被生理盐水浸湿的手术区

域，应及时以中单等进行覆盖；也可使用具有防水性能的一次性手术铺单避免此类污染。

（2）添加物品：因种植体和生物材料厂商的包装标准不统一，对于分层包装的产品应明确其无菌层；对于封闭螺丝等配件，应知晓其是否为灭菌包装。

二、手术操作

1. 切口设计　切口设计应考虑到种植手术为非潜入式还是潜入式植入，骨增量及其方式，局部软组织量及质量。

（1）牙槽嵴顶水平切口＋邻牙沟内切口：最常使用，易于在术中对切口进行延长或更改。

（2）保留龈乳头切口：在牙槽嵴顶距离邻牙 1.5 mm 以上做垂直切口来替代邻牙的沟内切口，可避免邻牙的龈乳头发生退缩，也可防止邻牙的牙周病损影响种植术区。

（3）垂直切口：可更好地暴露术区，并便于软组织瓣冠向或根向复位。

（4）减张切口：增加软组织瓣的游离度，以达到无张力下关闭创口。

2. 初期稳定性　牙周炎患者多因骨量不足，难以依靠增加种植体的直径或长度来提高初期稳定性，可考虑采用以下方法：

（1）提高备洞的精确性：使用锋利扩孔钻，骨质较软时避免反复提拉。

（2）级差备洞。

（3）利用皮质骨固位。

（4）使用根型种植体。

3. 种植体的三维位置

（1）近远中向：多与邻牙牙长轴一致。种植体长轴应位于拟修复牙冠接触点水平的正中，与骨水平近远中向的中点无必然联系。

（2）颊舌向：与修复体固位方式有关。当修复体为粘接固位时，种植体长轴在咬合平面宜位于对颌牙功能尖的三角嵴上，以利于殆力沿种植体长轴传导；当修复体为螺丝固位时，种植体长轴在咬合平面宜位于中央窝，以防止充填螺丝孔道的树脂受力，且能最大程度保证修复体咬合面的完整性。

（3）植入深度：在保证种植体粗糙面均位于骨内的前提下，软组织水平种植体粗糙面上缘距离牙龈表面约为 3～5 mm；骨水平种植体距离牙龈表面约 3.5～5 mm，具有平台转移设计的种植体可降低对种植体 - 牙龈表面间最短距离的要求，如平台转移量为 0.5 mm 的骨水平种植体可植于牙龈表面下 3～5 mm。

4. 非潜入式 / 潜入式植入

（1）非潜入式植入：需同时满足种植体初期稳定性良好，患者无吸烟等不良习惯，且牙周炎得到很好控制。

（2）潜入式植入：适用于种植体初期稳定性欠佳，患者吸烟或有糖尿病等影响组织愈合的全身因素，或存在姑息保留的牙周炎患牙。

三、简单种植的术后处理

1. 术后注意事项　避免术侧咀嚼和机械式口腔卫生维护措施，避免剧烈的体育运动。

2. 术后用药　3 日内服用抗炎药物，2 周内用 0.12%～0.2% 氯己定液含漱，酌情应用抗生素 1 周。

3. 术后复查　术后 1 周、2 周、4 周复查。

四、骨增量技术

（一）骨扩张

利用松质骨的黏弹性，使用骨扩张器将骨嵴撑开，达到水平骨增量的效果。其增量幅度受牙槽嵴形态、松质骨骨量、皮质骨厚度、牙槽嵴扩张的水平长度等因素的影响，通常在 2～3 mm。

【适应证】

1. 需同时满足以下条件。

2. 水平骨量不足，需 1～3 mm 以内的骨增量。

3. 牙槽嵴有明显松质骨，至少一侧皮质骨较薄。

4. 垂直骨量充足。

5. 牙槽嵴基底部水平骨量充足。

【禁忌证】

1. 牙槽嵴顶完全由皮质骨组成，无骨小梁影像。

2. 双侧皮质骨均较厚，超过 2 mm。

3. 牙槽嵴自嵴顶至基底部均存在水平骨量不足。

4. 4 类骨质。

【方法】

翻开黏骨膜瓣后，以先锋钻在牙槽嵴顶备洞至水平骨量充足的层面以下至少 4 mm。对于单颗种植牙位，可以通过反复提拉将孔洞备为近远中径较大的卵圆形；多颗种植牙位，可同时以先锋钻预备多个种植位点，并以骨锯将这些孔洞相连。

用骨挤压器或螺纹状骨扩张器进行预备，在加大孔洞直径的同时实现牙槽嵴宽度的增加。若骨质较硬，所需水平骨增量不大，也可先用扩孔钻预备，再用骨扩张器进行水平扩张。

水平骨增量达到预期后，可用相应直径的扩孔钻进行种植窝的最终预备，并植入种植体；当使用的骨扩张器与种植体规格相匹配时，也可在使用相应的骨扩张器后直接植入种植体。

【注意事项】

进行骨扩张时，多数情况下的水平骨增量是由一侧骨壁的向外移动而产生。在定点和先锋钻预备时应考虑到这一点，以免种植体偏离拟定的植入部位。

骨扩张的生物学基础是骨的黏弹性。在操作时应避免扩张过快，否则易造成骨壁折裂。

连续的多颗种植牙位在骨扩张时宜同步逐步进行，避免在局部形成过大的压力或张力。

（二）骨劈开

使用骨凿或超声骨刀在牙槽嵴顶形成骨切口，通过逐步增加骨凿的厚度达到使一侧骨壁向外移位，实现水平骨增量的目的。其增量幅度的影响因素与骨扩张相似。与骨扩张相比，骨劈开可获得更大的水平骨增量，甚至可超过 4 mm。

【适应证】

需同时满足以下条件：

1. 水平骨量不足，需 3 ~ 4 mm 以内的骨增量。
2. 牙槽嵴内有明显的松质骨。
3. 垂直骨量充足。
4. 牙槽嵴基底部水平骨量充足。

【禁忌证】

1. 牙槽嵴顶完全由颊舌侧皮质骨组成，无骨小梁影像。
2. 牙槽嵴自嵴顶至基底部均存在水平骨量不足。
3. 过度唇倾的牙槽嵴。

【方法】

暴露牙槽嵴顶后，以薄刃骨凿、15 号刀片或超声骨刀做水平向骨切口，深度至水平骨量充足的层面以下至少 4 mm。单颗种植体往往还需在预计发生移位的骨壁侧（常为唇颊侧）做垂直向骨切口，深度为骨皮质全层。

用不同厚度的骨凿进行逐级预备，深度与水平向骨切口相同，实现牙槽嵴宽度的增加。

根据需要，可同期植入种植体；或在扩大的骨切口内植入植骨材料，择期进行种植手术。

【注意事项】

多数情况下，骨劈开会造成单侧骨壁的向外移动。在定点和先锋钻预备时应考虑到这一点，以免种植体偏离拟定的植入部位。

连续的多颗种植牙位在骨劈开时宜同步逐步进行，避免在局部形成过大的压力或张力。

当预期移动侧的骨壁的厚度小于 1.5 mm 时，在翻瓣时宜保留该侧骨壁的骨膜，以防骨壁折裂或因血运障碍出现骨吸收。

当牙槽嵴双侧骨皮质均较厚时（大于 2 mm，如下颌后牙区），可采用两步法骨劈开技术：初次手术做牙槽嵴皮质骨的水平切口和垂直切口，并在垂直切口的根方再做一水平切口，将两个垂直切口相连。6 周后进行二次手术，仅翻开牙槽嵴顶的黏骨膜瓣，避免暴露骨嵴的垂直切口及根方水平切口，然后依照常规的操作程序完成骨劈开。

（三）引导性骨再生

引导性骨再生是利用屏障膜阻止生长速度较快的上皮细胞、成纤维细胞等进入植骨区，为成骨细胞的生长创造条件，从而引导骨组织生成的技术。

【适应证】

1. 拔牙后牙槽嵴保存。

2. 种植术前牙槽骨局部骨缺损或骨量不足。

3. 种植术中种植体周围骨缺损（种植体颈部裂开性骨缺损、即刻种植时种植体颈部周围骨缺损、种植体根尖部穿孔性骨缺损等）。

4. 种植体周炎的骨缺损。

【禁忌证】

1. 全身状况不能耐受植骨手术。

2. 局部有急性或慢性炎症。

3. 牙周炎未得到有效控制。

4. 术区牙龈及黏膜病变。

【方法】

1. 手术切口应保证瓣及植骨区的血运，距离植骨区 4～6 mm。

2. 在受植区的骨面上钻孔，形成出血的骨面。

3. 屏障膜下充填自体骨碎或骨替代材料，防止膜塌陷，维持骨再生空间。

4. 当植骨范围较大、垂直骨增量超过 3 mm，或植骨区周围缺乏成骨细胞来源时，需使用自体骨碎或自体骨与骨替代材料 1∶1 的混合物。

5. 与种植体粗糙表面相接触的植骨材料宜选用自体骨或同种异体骨。

6. 根据骨缺损的大小，选择合适的屏障膜并进行修剪，使膜边缘超出植骨区 2～3 mm。

7. 可用膜钉或可吸收线对屏障膜进行固定。

8. 牙龈软组织瓣应在无张力条件下严密缝合，可以使用反折切口、骨膜减张等方法。

【注意事项】

1. 植骨区应具有良好的形态，使植骨材料保持稳定。

2. 骨壁数目越多，血液及成骨细胞来源就越丰富。

3. 植骨区应无张力严密缝合。

4. 在愈合期内，应避免使用种植体固位式临时义齿。

5. 术后使用抗生素，避免感染。

【并发症及其处理要点】

软组织瓣裂开及膜暴露　不可吸收膜如钛膜和致密聚四氟乙烯（dPTFE）膜更易出现软组织瓣的裂开及膜暴露。术后 1 周内的创口裂开并且仅有较小面积的钛膜暴露时，可尝试手术重新关闭软组织瓣。否则，需要及时取出钛膜并进行清创；对于 dPTFE 膜，可用 0.1%~0.2% 氯己定液定期冲洗，6 周后将膜取出。

可吸收膜暴露后，可以定期用 0.1%~0.2% 氯己定液冲洗，直至软组织愈合。

（四）上颌窦底提升术

为了解决因上颌窦气化或上颌窦底过低导致的上颌后牙区垂直骨高度不足，提升上颌窦黏膜以达到增加局部垂直骨高度的方法。

【适应证】

1. 牙槽嵴可用骨高度不足 7 mm。

2. 上颌窦内无严重病变。

【禁忌证】

1. 上颌窦急性感染或严重的慢性感染。

2. 重度过敏性鼻炎。

3. 上颌窦肿瘤。

4. 因系统性疾病或重度吸烟，不宜进行植骨手术。

【方法】

1. 侧方入路　多用于可用骨高度 < 5 mm，或上颌窦内存在慢

性炎症、骨间隔等不利因素，以及嵴顶入路提升失败病例的处理。

采用牙槽嵴顶水平切口和颊侧近中垂直切口，暴露上颌窦后外侧壁。骨窗的前界宜位于距上颌窦前壁 3 mm 处，下界宜位于距上颌窦窦底 3 mm 处。骨窗大小受以下因素影响：骨壁的厚度、窦底形态的复杂程度、窦黏膜的状态、骨窗骨片的处理方式（内折、磨除 / 揭除）。

暴露骨窗后，先以窦黏膜剥离子对上颌窦黏膜进行初步分离，分离顺序为近中 - 底部 - 远中 - 上部，分离幅度为 3 ~ 5 mm；再以窦黏膜剥离子以相同顺序进行彻底分离，并使各方向的分离区域相通连。

窦黏膜分离彻底后，如可用骨高度 < 4 mm，宜先进行上颌窦底提升。植骨材料可选择牛骨羟基磷灰石（BHA）、同种异体冻干骨（FDBA），可联合使用富血小板纤维蛋白 / 富血小板血浆（PRF/PRP）；也可在接近窦黏膜的部位植入 BHA，其下方植入 FDBA，利用 BHA 不易吸收的特性维持提升高度，利用 FDBA 易于被完全替换为自体骨组织的特点提高 BIC（如可用骨高度 ≥ 4 mm，也可同期进行种植体的植入）。种植窝预备多在植骨前完成。

骨窗以屏障膜进行覆盖后，将黏骨膜瓣复位并严密缝合。

2. 牙槽嵴顶入路　可用骨高度 > 5 mm，窦黏膜无明显病变，且提升部位在上颌窦内无骨间隔或牙根等阻碍窦黏膜抬升的结构。

手术切口与常规种植切口相同。传统的嵴顶入路的上颌窦底提升术采用 Summer 骨凿敲击，使窦底形成青枝骨折，提升幅度约 1 mm；联合使用植骨材料后，依靠植骨材料对窦黏膜的分离，使提升幅度增至 3 mm 以上，甚至可达 9 mm；也可使用水囊或水压法对窦黏膜进行分离，有效降低窦黏膜穿孔或撕裂的风险。

【并发症及其处理要点】

1. 术中并发症

（1）黏膜穿孔：是最易发生的术中并发症。侧方入路时判断黏膜穿孔的方法较为简单，可直视穿孔部位及大小，也可通过患者正常呼吸时窦黏膜的起伏消失进行辅助判断。对于 5 mm 以内的小穿孔，可使用窦黏膜内折法或以可吸收膜覆盖来进行修补；对于 5 mm 以上穿孔，应在扩大分离其周围黏膜后，用可吸收缝线进行缝扎，关闭或缩小穿孔直径，再以可吸收膜进行衬垫。

（2）术中出血：可发生于制备骨窗或剥离窦黏膜时，多为损伤骨内动脉吻合支所致。为避免该并发症的发生，在术前应仔细分析CT，确定开窗位置及大小。难以避开骨内动脉吻合支时，可采用超声骨刀进行骨开窗。少量出血可以通过生理盐水冲洗逐渐减轻；如术中出血量过大，影响操作视野，可用少量骨蜡止血。

（3）良性阵发性位置性眩晕：亦称耳石症，可因骨凿的反复敲击使耳石发生移位导致。在骨凿法提升时，可通过术中拍摄根尖片准确确定预备深度与窦底间的距离，避免过度敲击；也可使用超声骨刀、特殊的钻针进行种植窝预备，在扩通窦底的同时保护窦黏膜不受损伤。耳石症大多可通过复位法得以恢复，如 Epley 复位法。

2. 术后并发症

（1）术区感染：多由上颌窦黏膜穿孔或撕裂所致。原因之一是术中的穿孔或撕裂未被发现，上颌窦内的细菌继而感染植骨区；另一个原因是患者术后未遵循医嘱，如擤鼻涕或其他导致窦内压力急剧变化的动作，使窦黏膜撕裂。如感染不严重，窦黏膜增厚，植骨区界限仍清楚，可使用抗生素、滴鼻剂等药物控制；如窦内感染严重，甚至出现头痛、发热等症状，则应手术取出所有植入物，并进行抗菌、抗炎治疗。

（2）慢性上颌窦炎：除了因窦黏膜穿孔或撕裂引起的上颌窦急性炎症未得到及时有效处理转化为慢性之外，也可因术后不规则的窦底形态影响窦内黏液的回流，形成慢性上颌窦炎。因此，在上颌窦底提升时不应仅关注提升的高度，更应注意广泛均匀地分离窦黏膜，形成较为平坦的新窦底。

（五）外置法植骨

外置法植骨术是指将块状骨嵌贴于受植区骨面，以增加牙槽嵴骨量的方法。

【适应证】

1. 水平骨量不足。
2. 垂直骨量不足。

3. 同时存在水平与垂直骨量的不足。

【禁忌证】

1. 受植区仅存皮质骨。

2. 受植区软组织量不足，或存在大量瘢痕，无法达到无张力关闭创口。

3. 因全身因素无法耐受复杂植骨手术。

【方法】

1. 受植区预备　切口线应距离植骨区至少 4 ~ 6 mm；如需做垂直切口，应保证软组织瓣的基底部具有足够宽度，以保证血运；在受植区骨面充分打孔，去皮质化。

2. 供区　游离骨块多取自下颌外斜线或下颌正中联合区，依据受植区大小确定取骨的界限；可使用骨锯、环钻或超声骨刀取骨，游离骨块应含 2 ~ 3 mm 厚的松质骨；在将骨块游离之前，可在其表面预备固定螺丝的孔洞。

3. 植骨　游离骨块取下后，应注意以生理盐水保持其湿润，并尽快植于受植区；修整骨块，使其松质骨部分与受植区骨面贴合，并以直径 1.5 ~ 2.0 mm 的钛钉固定；骨块周围间隙以骨替代材料填充，表面覆盖屏障膜。

4. 软组织瓣充分减张，无张力严密缝合。

【注意事项】

在移植骨与受植区发生骨结合的过程中，自体游离骨块的体积会减少 20% ~ 40% 不等。因此，在植骨手术时应适度地过量植骨。

外置法植骨术后常会出现较严重的炎性反应。为了避免创口裂开，植骨区应采用褥式缝合等减张缝合方式。

【并发症及其处理要点】

1. 伤口裂开　多因软组织瓣减张不充分造成。当裂开出现在术后 24 ~ 48 h，且裂开在数小时内，可立即重新缝合。但若已超过 48 h 或裂口较大（宽度超过 3 mm），则不能进行清创缝合，可用 0.1% ~ 0.2% 氯己定液定期冲洗，通常伤口会在骨面处形成部分愈合，表面裸露坏死的骨组织可在 4 ~ 6 个月后进行种植手术时去除。

2. 感染　牙周炎患者术后感染风险高于非牙周炎患者。由于牙周组织再生的局限性，当植骨高度超出邻牙骨嵴顶时常形成骨下袋，不仅难以维持骨嵴的高度，还会增加术后感染的风险。

（六）骨增量手术的术后处理

1. 术后注意事项　避免压迫术区，避免术侧咀嚼和机械式口腔卫生维护措施，避免剧烈的体育运动，上颌窦底提升术者还应注意在术后 1 个月内避免擤鼻涕、打喷嚏。

2. 术后用药　3～5 日内服用抗炎药物，2 周内 0.1%～0.2% 氯己定液含漱，应用抗生素 1～2 周，上颌窦底提升术者可酌情使用滴鼻剂。

3. 术后复查　术后1天、1周、2周、4周、3个月和6个月复查。

（七）软组织增量技术

见第十五章第二节。

（于晓潜）

第十七章
牙周与修复和正畸治疗的关系

修复和正畸治疗是整个系统性牙周治疗方案的第三阶段。一方面，完善的牙周基础治疗、手术治疗以及持久的牙周维护是修复与正畸治疗成功的前提和保障；另一方面，修复和正畸治疗也是实现牙周病患者的口腔功能恢复与重建的重要手段，并且可在一定程度上影响其他3个治疗阶段的效果。

牙周病患者在进行修复和正畸治疗前，应满足：①牙周炎症得到控制；②牙周手术区域基本愈合；③患者具备良好的菌斑控制能力；④患者具有良好的依从性。本章重点阐述牙周手术治疗与修复正畸治疗的其他联系。

第一节　与修复相关的牙周手术治疗

一、牙冠延长术

牙冠延长术是通过手术的方法去除一定量的牙龈和牙槽骨，增加临床牙冠的高度，以改善牙龈形态，避免修复体边缘侵犯生物学宽度。当修复体边缘侵犯生物学宽度时，患牙将表现为持续不断的牙龈炎症或牙槽嵴出现不规则吸收。

修复治疗一般于术后6周开始。如涉及美学区，宜推迟至术后3个月。

牙冠延长术的具体内容见第十五章。

二、膜龈手术

膜龈手术指的是仅涉及牙周或种植体周软组织的一类手术。与修复相关的常用术式有：游离龈移植术、游离的上皮下结缔组织移植术、冠向复位瓣术、系带切除术和系带修整术等。可以改善修复体周围的以下情况：

1. 附着龈（角化黏膜）过窄，前庭沟过浅。
2. 牙龈退缩。
3. 薄龈生物型。
4. 缺牙区牙槽嵴丰满度不足（轻中度）。
5. 系带附着过于靠近牙槽嵴顶或龈缘。

膜龈手术的具体内容见第十五章。

三、牙槽嵴骨增量技术

牙齿缺失后，由于失去功能刺激，相应部位的牙槽嵴会很快出现骨高度和骨宽度的明显减少。当牙槽嵴骨吸收较为严重时，不仅难以满足种植所需的牙槽嵴骨量要求，对于常规修复也会造成不利影响。与种植前骨增量手术有所区别，以常规修复为目的的牙槽嵴骨增量多采用引导性骨再生手术。

【适应证】

1. 固定桥桥体龈距过大，影响美观与卫生维护。
2. 缺牙区牙槽嵴丰满度不足，影响美观。
3. 牙槽嵴平坦或嵴顶偏离义齿𬌗力传导方向，可摘义齿稳定性降低。

【手术方法和注意事项】

1. 牙槽嵴顶水平切口，必要时可在水平切口的唇颊侧做垂直切口，超过膜龈联合 2~3 mm。尽量使切口线远离骨缺损区。
2. 翻全厚瓣，暴露骨面。以小球钻或超声骨刀在骨缺损区的骨面打孔，穿透皮质骨。
3. 在骨缺损区填充羟基磷灰石（HA）等不易吸收的骨替代材

料，必要时可使用骨替代材料与自体骨1∶1混合物来增加成骨细胞来源。

4. 修剪屏障膜或钛网，使其边缘超出植骨区2～3 mm，用可吸收线或钛钉固定；当骨替代材料与屏障膜难以维持植骨区域的三维形态时，可以辅助使用篷钉。

5. 屏障膜与牙龈软组织瓣之间可植入游离结缔组织进一步增加牙槽嵴丰满度，或放置PRF以促进软组织愈合。

6. 牙龈软组织瓣充分减张，无张力条件下严密缝合。

7. 术后使用抗生素和抗炎药物，10～14天拆线。

8. 愈合期内，避免植骨区受压。

第二节　与正畸相关的牙周手术治疗

一、牙周辅助加速成骨的正畸治疗

牙周辅助加速成骨的正畸治疗（periodontally accelerated osteogenic orthodontics，PAOO）是通过骨皮质切开解除骨皮质对牙齿正畸移动的阻力，同时局部牙槽骨因牙齿周围软硬组织受到创伤而进入改建活跃期，称为局部加速现象（regional acceleratory phenomenon，RAP）。目前常用的是单侧翻瓣骨皮质切开技术。

【作用】

1. 可同时进行牙槽嵴骨增量手术，增加牙槽骨宽度。

2. 缩短正畸治疗时间。

3. 增加正畸治疗后稳定性。

4. 降低正畸治疗中牙根吸收的风险。

【适应证】

适用于需加快牙齿移动的多数正畸病例，尤其是：

1. 中重度拥挤、安氏Ⅱ类错𬌗畸形需要扩弓和拔牙者。

2. 轻度的安氏Ⅲ类错𬌗患者。

3. 牙齿移动方向骨量不足者。

【禁忌证】

1. 牙周炎未得到有效控制者。

2. 严重的牙龈退缩者。

3. 重度后牙反𬌗需要手术进行上腭扩弓者。

4. 上下颌前突伴露龈笑者。

【手术方法】

1. 在预期牙移动侧，自龈沟底向牙槽嵴顶做沟内切口，不切除任何牙龈组织，单侧全厚瓣暴露骨面。

2. 在牙根之间的骨面做垂直线状或点状骨切口，切开骨皮质。切口起自牙槽嵴顶下方 2 mm，止于根尖下方至少 2 mm。可使用小球钻或超声骨刀操作。

3. 需要同时进行骨增量时，在植骨区域的骨皮质打孔（注意避免损伤牙根及根尖血管），放置植骨材料并用胶原膜覆盖。

4. 无张力严密缝合，不需放置牙周保护剂，10 ~ 14 天拆线。

5. 正畸加力的时间　术后 2 ~ 3 天开始加力，每 2 周复诊加力（活动矫治器每 1 周复诊加力）。术后 4 ~ 6 个月为牙齿快速移动的窗口期，之后牙齿恢复正常移动速度。

【常见并发症】

1. 邻面骨丧失、附着丧失，甚至骨缺损（牙齿相距较窄时）。术前可进行 CBCT 检查，切口边缘不能过于接近牙槽嵴顶。

2. 牙根损伤。骨皮质打孔时伤及牙根，可造成牙根外吸收。

3. 牙龈退缩。

4. 颜面和颈部皮下淤血。

5. 术后肿胀和疼痛。一般术后第 2 天较重，1 周左右恢复正常。

二、牙龈环切术

【适应证】

1. 牙周炎导致的前牙扇形移位或牙齿过长，需通过正畸治疗压低。

2. 正畸治疗后易复发的扭转牙。

【禁忌证】

1. 未得到控制的牙周炎患牙。

2. 严重的牙龈退缩。

3. 牙齿唇舌侧骨板薄，附着龈较少。

【手术方法】

1. 常规消毒、局部麻醉。

2. 使用 11 号或 12 号刀片，紧贴根面，环绕牙面做沟内切口。

3. 刀片下行至嵴顶，提插式切断牙槽嵴顶纤维，必要时使用小骨膜分离器或刮治器彻底离断该纤维。

4. 刮治根面，压迫止血，不使用牙周塞治剂。

5. 术后 1 周 0.12% 氯己定液含漱，常规口腔卫生维护。

三、上皮下结缔组织移植术

在正畸过程中，薄龈生物型的患者易出现龈裂、牙龈退缩、附着丧失等问题，可以通过游离的上皮下结缔组织移植术改善牙龈生物型，降低风险。

上皮下结缔组织移植术的具体内容见第十五章。

第三节　牙周治疗中的咬合与修复考量

牙列拥挤、扭转、错𬌗与不良修复体都是牙周炎发生发展的促进因素。因此，在牙周系统治疗中，有必要消除这些因素或预防其产生，获得更加理想的治疗效果并保证疗效的长期稳定。

一、调𬌗

调𬌗是一种调整患牙的创伤性牙尖或边缘嵴、改善牙体外形、消除早接触和𬌗干扰，从而消除𬌗创伤、建立功能性𬌗、恢复对牙周组织的生理性刺激，以维持牙周组织的健康的方法。

【适应证】

1. 引起𬌗创伤的过高牙尖、早接触和𬌗干扰。

2. 未造成明显的𬌗创伤的潜在创伤因素。如：①下颌由正中关系位到牙尖交错位有明显的向前滑动，并伴有侧向偏斜者。②侧方运动时非工作侧有𬌗干扰。③上下后牙尖间关系过紧，影响下颌功能运动者。④深闭锁𬌗者。

3. 不均匀磨耗造成的尖锐牙尖、充填式牙尖和边缘嵴。

【方法与步骤】

1. 首先消除显著不协调的𬌗障碍点：①磨短伸长牙；②调磨楔状牙尖；③磨改、磨耗不均匀的邻间隙边缘嵴；④磨改、磨耗小平面；⑤磨改过陡牙尖和过陡的斜面；⑥磨改宽平的𬌗面；⑦处理扭转、错位、倾斜、畸形牙和多生牙等。

2. 消除正中𬌗的早接触点，调改后退接触位的早接触点，调改后退接触位和牙尖交错位之间的障碍，调改牙尖交错位的早接触点。

3. 保证前伸𬌗上下前牙切缘之间应有最大面积的接触。

4. 天然牙列的侧方𬌗只要求工作侧的牙齿有接触，非工作侧的牙齿不应有接触。

5. 在分别调磨正中𬌗和非正中𬌗的干扰后，重新评估各个功能运动与运动中的牙齿接触关系，再仔细去除个别干扰点，最后牙面抛光。

二、牙周夹板

牙周夹板是一种治疗、固定松动牙的矫治器，它将多个松动牙连接在一起，或将松动牙固定在另外牢固的健康牙上，使它成为一个新的咀嚼单位。夹板固定可以分散𬌗力，减轻牙周组织的负荷，使患牙得到生理性休息，最终达到组织愈合与修复的目的。因此，夹板固定是牙周炎修复治疗的重要方法，也是必要的措施。

（一）夹板应具备的条件

1. 固位力强，固定效果好，并能抵御各个方向的外力。

2. 制作和使用简便，应以少磨牙为原则。

3. 对口腔软组织无刺激作用。

4. 符合口腔卫生条件，有自洁作用。

5. 不妨碍牙周其他治疗的进行。

6. 舒适、美观。

（二）分类

1. 暂时性夹板使用时间短，戴入后需经常复查。

（1）固定因外伤造成的松动牙。

（2）对抗或减小在牙周基础治疗或牙周手术时对患牙施加的外力。

（3）为了了解牙周炎修复治疗的疗效，以暂时性夹板作为过渡性治疗措施。

2. 永久性夹板固位力强，固定效果良好，使用时间较长。操作方法较为复杂，需要切割一定的牙体组织。

（1）经过暂时性夹板治疗，证明疗效良好者，可以换用永久性夹板。

（2）牙周炎得到控制，但患牙动度持续加重。

（3）牙周炎得到控制，但患牙松动影响咀嚼功能。

三、𬌗垫

𬌗垫通过减少患牙的动度和将𬌗力分散以改善牙周支持组织的状况，在牙周病治疗中起到辅助作用。其作用机制是通过机械性地隔离上下牙间的直接接触，重新分配𬌗力，缓冲咀嚼碰撞压力，以防止磨牙，避免牙体、牙周组织继续受到损害。

四、修复体制作的注意事项

（一）修复体边缘位置

1. 龈上边缘　修复体的龈侧边缘尽量放在牙龈缘的冠方，以免刺激牙龈，并有利于患者保持该处的清洁，而且制作方便，容易保证密合。

2. 龈下边缘　因前牙美观需要、龋坏达龈下或临床冠较短等因素，需要将冠边缘置于龈下时，应该遵循"不侵犯生物学宽度"

的原则。冠边缘不应该超过龈沟深度的 1/2，冠缘距龈沟底至少 1 mm，且与牙面高度密合。

3. 侵犯生物学宽度的后果可能出现两种不良反应 ①组织为避让冠缘的激惹而发生牙槽嵴顶不规则吸收和牙龈退缩。②牙槽骨未吸收，但牙龈发生持续的炎症和肿胀。

（二）冠部外形

修复体冠部应有利于清除菌斑。

1. 颊、舌面应较平缓、避免过突。修复体在颊、舌面靠近牙颈部的外形高点通常比釉牙骨质界突出约 0.5 mm。

2. 接触区的颊舌径不宜过大。对于有明显牙龈退缩的牙周炎患者，应留出足够的龈外展隙。

3. 根分叉病变暴露时，修复体外形应适应根分叉的自然外形，在颊舌面近颈处形成相应的凹陷，以利于清除菌斑。

4. 修复体边缘密合，减少菌斑滞留。

第四节　牙周治疗中的正畸考量

正畸疗法是牙周系统治疗的重要手段，它可以调整牙齿位置及其受力方向，消除创伤殆，促进牙周组织的恢复和愈合；可以解除牙齿扭转、牙列拥挤等菌斑滞留因素，有利于口腔卫生的维护。

【牙周炎患者正畸治疗特点】

1. 成年人的生长发育已基本完成。

2. 成人骨密度高，骨的可塑性较小；骨重建缓慢，再生能力降低。

3. 牙槽骨存在不同程度的吸收，牙齿旋转中心改变。

4. 正畸结束后需要较长时间的保持或永久夹板固定。

5. 必须在牙周炎得到控制后，方可开始正畸治疗。

6. 正畸治疗过程中，需定期进行牙周维护治疗。

【适应证】

1. 牙列拥挤或牙齿扭转，不利于菌斑控制。

2. 因牙周炎导致的牙齿移位、牙齿过长。

3. 牙周基础治疗后仍存在咬合创伤。

4. 后牙近中倾斜而形成的骨下袋。

5. 前牙冠根折达龈下，可用正畸牵引以延长临床牙冠，利于修复。

6. 根分叉病变的磨牙施行分根术后，将过于靠近的牙根推开以利于修复。

7. 牵引无望保留的患牙以保存牙槽嵴骨量。

【注意事项】

1. 正畸装置应便于菌斑控制。托槽位置尽量远离龈缘，清除多余粘接剂，避免使用带环。必须使用时，也应防止其深入龈下。

2. 对牙周支持组织已经减少的患牙，施力大小及方向应该格外注意，以减少牙根及牙槽骨的吸收。采用种植支抗可避免使用牙槽骨量减少的磨牙。

3. 矫治过程中要经常检查有无咬合干扰和过度的牙齿松动，找出原因并予以纠正。

【并发症】

1. 牙周炎加重　正畸装置往往不利于菌斑的清除，尤其是当多余的粘接剂未去净、正畸装置接近龈缘甚至位于龈下时。

2. 牙龈退缩　多发生于唇颊侧。唇颊侧牙槽骨骨板较薄，甚至有骨开窗或者骨开裂。当牙齿向唇颊侧移动或牙根向唇侧倾斜时，骨壁迅速吸收，造成牙龈退缩，根面暴露。

3. 牙根吸收　由于牙周附着组织部分丧失，牙周炎患牙的根尖区在正畸压低及控根移动时所承受的压力更大，更易发生外吸收。

4. 牙槽骨吸收和附着丧失　在正畸过程中，如牙周炎未得到有效的控制和维护，或施加了过大的正畸力，都可导致牙周附着组织出现进一步丧失，甚至牙齿脱落。

（于晓潜）

第十八章

牙周病的维护治疗

第一节　天然牙的维护治疗

牙周治疗按一定程序进行，包括除去病因的基础治疗，之后有些患者需要手术、正畸、修复等综合治疗。在上述治疗结束后，应进入维护阶段，称牙周病的维护治疗，也称"牙周支持治疗"。其主要目的在于通过定期复查，进行诊断性监测，及时采取必要的恰当治疗，防止或减少牙周再感染和疾病的复发，并及时发现和处理口腔中其他疾病和不良状况，预防或减少牙的缺失，维持长期疗效。

牙周维护治疗应根据患者个体以往的病情、牙周病危险因素、临床状况的评估、口腔卫生以及菌斑控制水平，做出个性化的维护方案。

牙周维护治疗的内容

1. 对病情的评估　包括对患者全身健康状况的了解和对牙周组织的评估，并与上次复查结果进行比较。对牙周组织的评估包括：

（1）菌斑指数：菌斑百分率达 20% 以下为菌斑控制良好。

（2）探诊后出血（BOP）：用钝探针在袋内轻轻划过，或探至袋底，观察有无出血。本方法是判断牙龈有无炎症的简便易行的客观指标。全口 BOP（+）位点应在 20%~25% 以下。对 BOP（+）位点 > 25% 者，应缩短其复查间隔期。

（3）探诊深度、附着水平：是反映牙周炎是否控制的重要指标。

（4）牙龈退缩程度、有无根分叉病变、牙动度、咬合关系如何、有无医源性因素、有无根面龋和溢脓、牙的功能状态、修复体和基台的情况、种植体的稳定性及其他与疾病进展相关的情况等，也是评估的重要内容。

（5）每隔 12 个月对全口牙或每隔 6 个月对个别重点牙拍摄 X 线片，监测牙槽骨的变化，有重要意义。

（6）对有明显复发或恶化倾向的位点还可进行特殊的检查，如微生物学检查、检测龈沟液内某些酶的含量等，除有助于诊断外，还可指导用药。

通过上述检查来评估牙周病是否复发和是否存在致病因素，应尽力发现易使疾病复发的危险因素（risk factor），以便处理。

2. 强化与患者的沟通和菌斑控制指导　机械性菌斑控制是首选的菌斑控制方法，主要依赖于患者的自我菌斑控制。因此，维护治疗中对患者的菌斑控制指导尤为重要，并且要针对患者菌斑控制中的问题，进行个性化指导。

与患者的沟通十分重要，应告知患者目前的口腔状况及相应的治疗计划，并激励患者保持长期维护牙周健康的信心。

3. 定期进行专业的机械性菌斑控制　患者无法做到完全的菌斑控制，有些牙面、区域易被患者忽视或无法达到，因此有必要进行定期预防性洁治，保证牙周组织处于健康、安全的环境中。

4. 实行必要的治疗　根据检查所见，进行相应的治疗。例如，有些牙位探诊深度在 4～5 mm，可进行龈下刮治、根面清创；对引起菌斑滞留的因素应该及时发现和治疗，如未治疗的龋洞、充填物悬突及不良的边缘、不合格的修复体、暴露的粗糙根面、根面的沟纹、根分叉病损等。

如果发现有广泛的复发或加重，应及时中断维护治疗，重新制定全面的治疗计划，进行系统治疗，包括牙周手术等，必要时辅助使用全身或局部抗生素。

5. 复查间隔期的确定

（1）对于大多数牙龈炎患者，每 6～12 个月一次的维护治疗即可达到良好的效果。

（2）对于大多数牙周炎患者，复诊间隔期不超过 6 个月。牙周积极治疗后的第一年为重点时期，最好每 3 个月复查一次，之后维护治疗的间隔期可按照患者的临床状况及评估结果做出相应的调整。

（3）对有下列情况的患者，复查的间隔期宜缩短为 1~3 个月：①口腔卫生状况不良；②有较多、较快的牙石形成；③部分牙位仍存在较深的牙周袋；④部分牙的牙槽骨破坏超过根长的 1/2；⑤探诊后出血百分比大于 20%；⑥牙周组织破坏迅速，牙周手术未能改善牙周组织状况；⑦咬合异常；⑧复杂病例伴有根分叉病变或冠根比例失常；⑨有复杂的修复体；⑩正在进行正畸治疗；⑪ 有龋病发生；⑫ 吸烟；⑬ 有促进牙周组织破坏的全身疾病因素或基因背景。

6. 治疗时间的确定　每次维护治疗一般需 30~60 min。每次维护治疗的时间，可根据如下因素来确定：①口腔中牙齿及种植体的数目；②患者的依从性；③菌斑控制状况；④全身健康状况及其他牙周危险因素；⑤以前维护治疗的间隔期；⑥机械性治疗的难易程度；⑦牙周并发症的发生情况；⑧牙周袋的深度及分布情况。

第二节　种植体周的维护治疗

种植体植入后和修复后的定期检查和维护对于种植体的稳定和功能极为重要。

一、种植体周定期维护的内容

1. 种植修复后的基线检查　在种植修复后的基线要检查记录种植体周的探诊深度，并拍摄 X 线片，记录基线时骨的水平，负载 1 年后再次拍摄 X 线片，记录种植体负载使用后最初骨改建后的水平。以基线时的探诊深度和负载 1 年改建后的骨水平作为参照标准，在后续检查时，以观察种植体周组织的变化。

2. 定期复查　种植上部结构修复完成后建议 1、3、6 个月复诊，一年内无异常者每半年至一年复诊一次。全面细致地检查软硬组织及上部义齿；要检查记录种植体周的探诊深度、探诊后出血情况；每年拍摄一次 X 线片，观察骨水平的变化。必要时做微生物检查，及时发现感染的早期征象。

牙周炎患者的种植后维持期中，牙周检查包括对余留牙的牙周和种植体周组织状况的检查，种植体周组织的检查可用改良菌斑指数（modified plaque index，mPLI）和改良龈沟出血指数（modified sulcus bleeding index，mBI）作为种植体临床表现的评价参数。

3. 种植体周的定期维护　如果是牙周炎患者的种植治疗，治疗后维护中对牙周组织的维护是基础，不能忽略。每半年到一年做一次洁治。除牙周维护外，也一定要对种植体周进行维护，有证据证明如缺乏定期种植体周维护，发生种植体周疾病的风险增加。

二、种植体周的维护方法

1. 保持良好的口腔卫生　这对维护种植体周组织健康非常重要，应反复向患者宣教。可采用软毛、圆头牙刷及只含少量磨料的牙膏，以免刷牙时损伤种植修复体表面，种植修复体也可选用电动牙刷刷牙、清洁；还需选用种植体周专用的牙线清洁邻面。清洁时最重要的部位是种植体颈及周围软组织。

2. 洁治通过对种植体的洁治，彻底清理种植体及天然牙表面的菌斑、牙石。对种植修复体进行洁治时，同样有手工洁治和超声洁治，但与对天然牙的洁治有所不同。

（1）对种植修复体的手工洁治：工具为专用的钛或塑料洁治器或刮治器，采用手工洁治的方法清除菌斑和牙石。

（2）对种植修复体的超声洁治：工具为超声洁牙机、碳纤维工作尖或聚醚树脂的工作尖。在使用碳纤维工作尖进行超声洁治时，功率的调节极为重要，功率一定要小，如功率过大，碳纤维工作尖会折断。其他的操作要点与常规超声洁治相同。

3. 喷砂　采用特殊的喷砂粉（如甘氨酸喷砂粉）进行喷砂，清除种植修复体表面的菌斑，尤其要注意清除颈部区域的菌斑。

4. 抗菌药物含漱或龈下冲洗　患者除采用刷牙等机械方法清除菌斑，也可选用适当的药物（如0.12%氯己定液）含漱或龈下冲洗。

（欧阳翔英）

第十九章

牙周急症处理

第一节　牙龈出血的处理

一般的牙龈出血是指由于牙齿受到机械刺激（刷牙、剔牙、食物嵌塞、进食硬物、吮吸等）后继发出血，而急性的牙龈出血是自动的牙龈流血。下面主要是针对牙龈自动流血的急症的处理。

【病因】

1. 妊娠期龈炎和妊娠期龈瘤。

2. 坏死性溃疡性龈炎。

3. 洁治、刮治后牙龈出血。

4. 血液病，如白血病、血友病、血小板减少等。

5. 维生素 C 缺乏。

6. 牙龈部位的血管瘤、牙龈癌及全身肿瘤转移到牙龈。

7. 与凝血功能障碍有关的全身疾病。

【诊断要点】

1. 详细询问病史　既往是否有血液病史（血友病、血小板减少等），是否有肝硬化、脾功能亢进及服用某些抗凝血药，是否为妊娠期，是否为洁治后。

2. 出血的诱因是刺激后出血还是自动渗血，能否自行停止。

3. 出血的部位是局限于个别龈乳头还是全口牙龈泛发。

4. 出血的时间长短，发生频率。

5. 实验室检查　检查血常规、出血时间、凝血时间、血小板计数，必要时做凝血酶原、血块收缩时间等检查。

【处理原则】

1. 根据病史、临床检查和实验室检查确定出血原因是局部因素还是全身因素。

2. 急性牙龈出血者，首先找出活动性出血点。可采取压迫止血，如用牙龈塞治剂，也可配合局部用药，如局部应用肾上腺素、吸收性明胶海绵、云南白药或 3% 过氧化氢液冲洗，待出血稍缓解后再放牙龈塞治剂，效果较好。

3. 如因洁治、刮治不彻底，龈缘处有残留牙石，其锐缘和粗糙面刺激导致牙龈出血，应去除刺激物，应用 3% 过氧化氢液冲洗，牙龈出血通常即停止；必要时压迫止血或放置牙龈塞治剂。

4. 必要时全身使用止血药，如酚磺乙胺、维生素 K、云南白药等。高血压患者服用降压药。全身症状明显者补液、输血。

5. 全身因素引起的牙龈出血，局部症状缓解后及早去综合医院诊治，以免延误病情。

第二节　急性牙周脓肿的处理

牙周脓肿是位于牙周袋内壁或深部牙周组织中的局限性化脓性炎症。可分为急性牙周脓肿和慢性牙周脓肿。

【病因】

详见第四章第五节。

【诊断要点】

1. 急性牙周脓肿

（1）部位明确的局限性肿胀、搏动性疼痛及相应牙齿伸长感。

（2）突出于牙周袋壁近龈缘的圆形突起，色红、水肿、表面光亮。脓液形成或局限后可有波动感，表面形成脓头，挤压时有脓液流出或从牙周袋溢出。

（3）检查患牙探及深牙周袋，牙齿松动，叩痛。

（4）可伴有全身不适、发热、白细胞增多及淋巴结肿大。

2. 慢性牙周脓肿

（1）急性牙周脓肿未治疗或反复发作所致。多无明显症状，也可有咬合钝痛、浮起感及牙龈反复流脓。

（2）牙龈表面有窦道形成，开口处平坦不易查出，压时有少许脓液流出。

（3）叩痛不明显，有时可有咬合不适。

【处理原则】

1. 脓肿未形成前，可清除牙石，牙周袋内置入消炎收敛药物。

2. 当脓肿出现波动时，可用尖探针从袋内壁将其刺破或局麻下尖刀从牙龈表面切开引流，生理盐水冲洗脓腔。

3. 切开后患者用 0.12% 氯己定液含漱，必要时全身配合使用抗生素。

4. 调磨造成𬌗创伤的早接触点，减轻疼痛。

5. 慢性牙周脓肿应在牙周基础治疗后行翻瓣术或脓肿切除。

第三节　牙龈疼痛的处理

一、急性坏死溃疡性龈炎

【病因】

梭形杆菌和螺旋体大量增加并侵入牙周组织，造成牙龈的非特异性急性坏死性炎症。

【诊断要点】

1. 常发生于精神紧张、过度疲劳的患者，以及营养不良或患消耗性疾病、免疫功能低下的患者。

2. 患者多有大量吸烟史。

3. 主要表现为龈乳头和龈缘坏死及溃疡，龈缘呈虫蚀状，龈乳头呈火山口状，表面有伪膜覆盖。

4. 牙龈疼痛明显，有牙龈撑开感或胀痛感。

5. 牙龈极易出血。

6. 口腔内有特异性腐败性口臭。

7. 其他症状　唾液黏稠、颌下淋巴结肿大、低热、疲乏等。

【处理原则】

1. 急性期　初步洁治去除大块牙石，3% 过氧化氢液擦拭、冲洗，并反复含漱，清除坏死组织。注意急性期不宜进行彻底的洁治和龈下刮治，以免引起牙龈剧烈疼痛。全身给予维生素 C、蛋白质等支持疗法。重症患者可口服甲硝唑 3 天。

2. 急性期过后，及时治疗原已存在的牙龈炎或牙周炎。

二、急性疱疹性龈口炎

【病因】

为单纯疱疹病毒感染。

【诊断要点】

1. 好发于 6 岁以下儿童，特别是 2~3 岁婴幼儿。

2. 起病急，开始有 1~2 天发热的前驱期。

3. 典型表现为牙龈和口腔黏膜出现成簇的小水疱，破溃后形成多个小溃疡，可融合成较大的溃疡，灼痛明显，多见于角化黏膜如牙龈、上腭等。

4. 牙龈充血水肿波及全部牙龈，而不局限于龈缘和龈乳头。

【处理原则】

1. 口腔局部用消炎、止痛、干燥、收敛的药物。疼痛明显时可用 1% 普鲁卡因溶液含漱。

2. 口服中药制剂，如双黄连口服液、板蓝根冲剂等。

3. 病情较重者，进行抗病毒治疗。

4. 支持疗法卧床休息，供给足够的营养及维生素。

5. 本病有自限性，病程为 7~14 天，牙龈和口腔黏膜愈合后无瘢痕。

三、牙龈创伤

（一）机械性损伤

【病因】

病因明确，为机械性刺激引起的牙龈损害，如牙刷划伤、尖利食物刺伤等。

【诊断要点】

1. 有明确的牙龈创伤病史，如更换新牙刷后刷牙时划伤牙龈、食用尖利食物时刺伤牙龈等。

2. 病损表现　轻度创伤致牙龈发红；较重创伤可导致牙龈破损、糜烂，甚至溃疡形成，疼痛较明显。

【治疗原则】

保持口腔卫生，预防继发感染。轻度创伤局部可不用药；严重创伤导致牙龈溃疡，局部疼痛明显，可用 0.05% ~ 0.12% 氯己定液含漱液含漱消炎，养阴生肌散、溃疡膏涂布局部止痛、促愈合。

（二）物理性损伤（烫伤）

【病因】

进食过热的食物或接触热物质所致。

【诊断要点】

1. 有明确的牙龈烫伤史。

2. 轻度烫伤致牙龈发红，有轻微疼痛或麻木感；重度烫伤牙龈出现水疱、糜烂或溃疡，疼痛明显。

【治疗原则】

保持口腔卫生，预防继发感染，局部采用消炎、止痛、促愈合的措施。轻度烫伤局部可不用药；重度烫伤导致牙龈水疱、糜烂或溃疡，可用 1% 普鲁卡因含漱液含漱止痛。

（三）化学性损伤

【病因】

由于口腔治疗使用的酚醛制剂、砷制剂等接触牙龈，或患者自用药物导致烧伤，或者为强酸、强碱误入口内引起。

【诊断要点】

1. 有明确的口腔化学性损伤史（医源性或自用药物）。

2. 受损牙龈坏死，形成灰褐色易碎的坏死膜。去除坏死膜后，暴露易出血的糜烂或溃疡面，疼痛剧烈。周围组织充血、水肿。

【治疗原则】

1. 立即用大量清水冲洗，或用具有中和性的药物稀释、冲洗创面。

2. 局部消炎、止痛、促愈合。可用 1% 普鲁卡因含漱液含漱止痛，病损处用抗菌消炎药物或收敛药物。

（康军）

索 引